El Antídoto contra el Alzheimer

Ejercicios Cerebrales que Retrasan o Previenen el Deterioro Cognitivo

Por Joe Correa

Publicado por Live Stronger Faster

Primera Edición

Tabla de Contenidos

Introducción

Durante siglos, la humanidad ha considerado la mente como una víctima inevitable del tiempo. La pérdida de memoria, la confusión y el deterioro cognitivo se aceptaban como el curso natural del envejecimiento: inevitables, irreversibles y trágicos. Pero la neurociencia moderna ha reescrito esa historia. El cerebro, antes considerado fijo y frágil, ahora se entiende como un órgano dinámico, regenerativo y extraordinariamente adaptable. El mismo órgano que olvida también puede reaprender. Los mismos caminos que se deterioran pueden reconstruirse. **"El Antídoto contra el Alzheimer"** explora esta comprensión revolucionaria de la plasticidad cerebral, la neuroprotección y la asombrosa capacidad de la mente humana para resistir e incluso revertir el deterioro cognitivo.

La enfermedad de Alzheimer a menudo se describe como un ladrón que roba silenciosamente recuerdos, identidades y relaciones. Es la condición más temida del envejecimiento, no solo por sus devastadores efectos, sino por la profunda impotencia que parece imponer. Sin embargo, bajo la desesperación yace una revolución en la neurociencia, que revela que el estilo de vida, el ejercicio mental, la nutrición y el bienestar emocional son mucho más poderosos de lo que alguna vez imaginamos. Los científicos están descubriendo cómo la estimulación mental, la actividad física, el sueño y la atención plena pueden retrasar la aparición del Alzheimer y, en algunos casos, restaurar funciones perdidas. En pocas palabras, la mente tiene las herramientas para curarse a sí misma cuando se le dan las condiciones adecuadas.

El cerebro humano está en constante evolución, incluso en la vejez. Cada pensamiento, movimiento y experiencia puede crear nuevas conexiones neuronales y fortalecer las existentes. Esta capacidad—conocida como **neuroplasticidad**—es la base de la prevención y la recuperación. Así como los músculos crecen con la resistencia, el cerebro crece mediante el desafío y la novedad. Aprender un nuevo idioma, tocar un instrumento, resolver acertijos o practicar meditación activa diferentes regiones del cerebro, formando una red protectora que resiste el deterioro. Esto no es un deseo ilusorio: es neurociencia. Cada pequeño acto de compromiso actúa como un escudo, construyendo una **reserva cognitiva** que ayuda al cerebro a mantenerse ágil incluso frente a la enfermedad.

Pero la neuroplasticidad es solo una pieza del rompecabezas. El cerebro también está profundamente influenciado por el flujo sanguíneo, los niveles de oxígeno y los nutrientes que recibe. Un estilo de vida sedentario, los alimentos procesados, el estrés crónico y el sueño deficiente pueden literalmente reducir el tamaño del cerebro con el tiempo. Por otro lado, el ejercicio físico aumenta la producción de **factor neurotrófico derivado del cerebro (BDNF)**—una especie de "fertilizante" para las neuronas que mejora el aprendizaje y la memoria. Los ácidos grasos omega-3, los antioxidantes y los nutrientes de origen vegetal ayudan a proteger las células cerebrales del daño oxidativo. Las prácticas de atención plena y gratitud reducen la inflamación y regulan las hormonas que afectan la cognición. El antídoto contra el Alzheimer no es una pastilla: es un estilo de vida.

Igualmente poderoso es el papel de la emoción y el propósito en la preservación de la función mental. Los estudios han demostrado que la soledad y la depresión aceleran el deterioro cognitivo, mientras que las conexiones sociales sólidas y un sentido de propósito pueden retrasarlo. El cerebro prospera en la conexión. La risa, el amor y el aprendizaje desencadenan reacciones bioquímicas que mejoran el estado de ánimo y estimulan el crecimiento neuronal. Quienes mantienen relaciones profundas, se involucran en voluntariado o persiguen proyectos creativos son menos propensos a experimentar síntomas de Alzheimer en la vejez. En esencia, la alegría y la curiosidad no son lujos: son medicinas para el cerebro.

En este libro, recorreremos los **ejercicios cerebrales más poderosos y las prácticas diarias** probadas para mantener la mente joven, flexible y resiliente. Descubrirás rutinas simples que mejoran la memoria, aumentan la concentración y protegen contra la degeneración. Exploraremos cómo construir nuevas vías neuronales a cualquier edad, equilibrar la química cerebral de manera natural y crear un entorno cognitivo donde el Alzheimer no pueda arraigarse fácilmente. Ya sea que tengas 30, 50 u 80 años, nunca es demasiado temprano—ni demasiado tarde—para **reprogramar tu mente para la longevidad**.

"El Antídoto contra el Alzheimer" trata sobre empoderamiento. Reemplaza el miedo con acción, la confusión con claridad y el deterioro con posibilidad. Aprenderás cómo cada pensamiento, comida, respiración y movimiento puede alimentar o combatir la decadencia cognitiva. Verás cómo la investigación más avanzada se alinea con la sabiduría atemporal, demostrando que las claves de la juventud mental siempre han estado a nuestro alcance. Combinando neurociencia con hábitos prácticos de estilo de vida, podemos recuperar el control de nuestro activo más valioso: nuestra mente.

A medida que avances en este libro, no solo comprenderás cómo se desarrolla el Alzheimer, sino cómo **resistirlo**. Conocerás los rituales diarios de quienes mantienen la memoria aguda hasta los noventa años, los alimentos que nutren las sinapsis y los ejercicios mentales que fomentan la regeneración. También descubrirás cómo el sueño, la gratitud e incluso la expresión creativa activan regiones cerebrales latentes que contrarrestan el deterioro. Este viaje no se trata de escapar del envejecimiento, sino de **dominarlo con intención y consciencia**.

Esta es tu invitación a ver tu cerebro no como una víctima del tiempo, sino como un instrumento de resiliencia. El antídoto contra el Alzheimer no está encerrado en un laboratorio; está en tus manos, tus hábitos y tus pensamientos. Con conocimiento, disciplina y compasión hacia ti mismo, puedes construir un cerebro que recuerde, aprenda y prospere toda la vida. La era del deterioro pasivo ha terminado. Bienvenido a la era de la **curación consciente del cerebro**, donde la prevención es poder y cada día es una oportunidad para reconstruir tu mente.

Capítulo 1: Comprendiendo el Alzheimer y la Ciencia del Deterioro Cerebral

La enfermedad de Alzheimer es una de las condiciones más malinterpretadas en el mundo moderno. Durante décadas, se consideró una enfermedad puramente genética e irreversible: un declive lento e inevitable que despojaba a las personas de la memoria, la identidad y la independencia. Sin embargo, nuevas investigaciones han desafiado esta narrativa sombría. Hoy en día, los neurocientíficos comprenden que, aunque el Alzheimer implica complejos cambios bioquímicos y estructurales en el cerebro, las decisiones de estilo de vida y los factores ambientales juegan un papel mucho más importante de lo que se creía. Este capítulo sienta las bases explorando qué es realmente el Alzheimer, cómo se desarrolla y por qué tu cerebro no está condenado a deteriorarse con la edad.

En su esencia, el Alzheimer es un trastorno neurodegenerativo caracterizado por la pérdida progresiva de neuronas y conexiones sinápticas, particularmente en el hipocampo y la corteza, regiones responsables de la memoria, el aprendizaje y el razonamiento. La enfermedad se manifiesta con dos signos patológicos principales: placas de beta-amiloide y ovillos de proteína tau. Las placas amiloides se forman cuando fragmentos de proteínas se acumulan entre las neuronas, interrumpiendo la comunicación. Los ovillos tau se desarrollan dentro de las neuronas cuando las proteínas estructurales se pliegan incorrectamente, causando el colapso del sistema de transporte celular. Juntas, estas acumulaciones tóxicas conducen a la muerte celular, inflamación y reducción del tamaño del cerebro con el tiempo.

Sin embargo, estos cambios biológicos no ocurren de la noche a la mañana. En la mayoría de los casos, el Alzheimer comienza a desarrollarse décadas antes de que aparezca el primer síntoma de pérdida de memoria. El proceso es gradual, influido por una combinación de susceptibilidad genética y factores de estilo de vida, como la dieta, el estrés, el sueño y la actividad física. Las personas que portan el gen APOE4, por ejemplo, tienen un mayor riesgo de desarrollar la enfermedad, pero poseer el gen no garantiza el deterioro cognitivo. De hecho, muchos individuos con predisposición genética nunca desarrollan Alzheimer porque mantienen hábitos protectores que fortalecen el cerebro y reducen la inflamación.

Uno de los descubrimientos más fascinantes en neurociencia es que el cerebro posee sistemas de defensa incorporados que pueden retrasar o incluso revertir el daño cognitivo. La **neuroplasticidad**, la capacidad del cerebro para reorganizarse formando nuevas conexiones neuronales, desempeña un papel vital en este proceso. Cuando aprendes algo nuevo, te desafías mentalmente o participas en pensamiento creativo, tu cerebro crea nuevas vías sinápticas que compensan las perdidas por la edad o la enfermedad. Esta adaptabilidad explica por qué algunas personas mantienen su agudeza mental incluso en sus noventas, a pesar de presentar signos físicos de Alzheimer en el cerebro.

Igualmente importante es el concepto de inflamación cerebral o **neuroinflamación**. La inflamación crónica daña las neuronas, interrumpe la señalización y acelera la acumulación de proteínas amiloide y tau. Una dieta deficiente, falta de ejercicio, privación de sueño y estrés crónico contribuyen a este estado inflamatorio. Por el contrario, alimentos antiinflamatorios—como verduras de hoja verde, bayas, nueces y ácidos grasos omega-3—combinados con movimiento regular y manejo del estrés, pueden reducir drásticamente la inflamación y promover una química cerebral saludable. La prevención no es un acto único, sino la acumulación de pequeñas decisiones diarias que protegen y nutren la mente.

Otra pieza crítica del rompecabezas del Alzheimer es la **salud mitocondrial**. Las mitocondrias son las centrales de energía dentro de las células, incluidas las neuronas. Cuando las mitocondrias se vuelven ineficientes o dañadas, las células cerebrales pierden la energía necesaria para funcionar y repararse, lo que conduce al **estrés oxidativo**, un proceso que contribuye al deterioro cognitivo. Nutrientes como CoQ10, magnesio y vitaminas del complejo B desempeñan papeles clave en mantener la salud mitocondrial, mientras que el ayuno intermitente y el ejercicio estimulan la producción de nuevas mitocondrias más saludables. Apoyar los sistemas de energía de tu cerebro es una de las formas más efectivas de ralentizar o prevenir el deterioro.

El sueño también desempeña un papel crucial en la defensa del cerebro contra el Alzheimer. Durante el sueño profundo, se activa el **sistema glinfático**, que limpia toxinas, incluida la beta-amiloide, del cerebro. La privación crónica de sueño interrumpe este proceso de limpieza, permitiendo la acumulación de toxinas que contribuyen a problemas de memoria y disfunción cognitiva. Asegurar siete a ocho horas de sueño reparador cada noche, evitar la luz azul antes de dormir y mantener un horario de sueño constante puede tener un impacto profundo en la resiliencia cognitiva a largo plazo.

El deterioro cognitivo no comienza con la pérdida de memoria: comienza con la desconexión. La red neuronal del cerebro funciona como una ciudad de autopistas interconectadas; cuando los caminos se debilitan, la comunicación se ralentiza. La inactividad mental, el aislamiento y la angustia emocional reducen la conectividad neuronal. Por eso, una de las estrategias de protección más poderosas es el compromiso mental constante. Leer, aprender nuevas habilidades, jugar juegos de estrategia o practicar mindfulness mantienen los circuitos neuronales activos. El cerebro prospera con la novedad, el desafío y la estimulación positiva.

En este libro, la palabra “antídoto” representa no solo la prevención del Alzheimer, sino la creación activa de un cerebro más fuerte y adaptable. Este capítulo es la base para las herramientas que se presentan: estrategias de nutrición, ejercicios mentales, rituales de sueño y prácticas de reducción del estrés diseñadas para restaurar el equilibrio natural del cerebro. La conclusión clave es que el Alzheimer no es un evento único, sino un proceso que puede ralentizarse o revertirse cuando se aborda de manera temprana y constante. La mente, cuando se entrena correctamente, tiene el poder de defenderse contra el deterioro.

Al comprender los mecanismos del Alzheimer, puedes pasar del miedo a la acción. Cada elección que haces—desde lo que comes hasta cómo piensas—fortalece o debilita las defensas de tu cerebro. Los próximos capítulos te guiarán a través de métodos científicamente probados para mejorar la memoria, aumentar la concentración y reprogramar tu mente para la longevidad. El envejecimiento es inevitable, pero el deterioro no lo es. El primer paso hacia la prevención es el conocimiento—y el conocimiento, cuando se aplica, se convierte en transformación.

El Jardín Olvidado

Mariana solía dedicar cada mañana a cuidar su jardín. El aroma de lavanda y romero llenaba el aire mientras el sol se levantaba sobre su patio trasero en Santa Bárbara. Sus manos se movían con gracia instintiva, podando, regando, plantando—un arte perfeccionado durante décadas. Sin embargo, últimamente olvidaba los nombres de sus flores favoritas. Se quedaba mirando los delicados pétalos de las hortensias y le costaba recordar cómo se llamaban. Al principio se reía, culpando al estrés o la fatiga. Pero cuando comenzó a olvidar dónde colocaba sus herramientas o qué había desayunado, la risa se desvaneció en silenciosa preocupación.

Su hija, Sofía, notó los cambios mucho antes de que Mariana los admitiera. Citas perdidas, historias repetidas, confusión al cocinar recetas que había memorizado durante años. Cuando llegó el diagnóstico—Alzheimer en etapa temprana—Mariana sintió que su mundo se derrumbaba. La palabra misma llevaba un sentido de final, como si su identidad hubiera sido firmada por una fuerza invisible contra la que no podía luchar. Durante semanas evitó su jardín, temerosa de enfrentar los vacíos crecientes de su memoria.

Una tarde, Sofía la visitó con un libro nuevo y una sonrisa gentil. "Mamá," dijo suavemente, "leí algo increíble. Dice que el cerebro puede curarse a sí mismo." Mariana se rió débilmente. "¿Curarse a sí mismo? Querida, tengo setenta y cuatro años. Mi memoria se desvanece como las hojas de otoño." Pero Sofía persistió, explicando cómo los científicos habían descubierto que nuevas conexiones neuronales podían formarse incluso en adultos mayores, y cómo ciertos hábitos—aprender, ejercitarse, alimentarse mejor—podían ralentizar o incluso revertir la pérdida de memoria. Algo en la voz de su hija despertó una chispa de esperanza.

Comenzaron de a poco. Cada mañana, antes del desayuno, Mariana caminaba por su jardín y nombraba en voz alta cada planta: "Lavanda. Albahaca. Jazmín. Rosa." Llevaba un cuaderno, anotando cualquier cosa que no recordara y revisándola más tarde. Al principio tropezaba con frecuencia. Pero poco a poco, el ritmo regresó. Su voz se volvió más firme cada semana, su confianza se reconstruyó como las raíces bajo sus pies. Sofía se unió a ella, y juntas convirtieron la jardinería en terapia: un ejercicio vivo para el cerebro.

Mariana también comenzó a cambiar su alimentación. Sofía le presentó comidas estilo mediterráneo—aceite de oliva, pescado, verduras y bayas. Reemplazaron el azúcar por fruta y los snacks procesados por nueces y almendras. Por la noche, seguían una rutina estricta de sueño, apagando pantallas, meditando y dejando que música instrumental suave las arrullara. En pocos meses, el sueño de Mariana se profundizó, su ansiedad disminuyó y su energía comenzó a aumentar. Su médico quedó asombrado con su progreso, notando mejoras en la cognición y estabilidad emocional.

Pero la transformación más poderosa no vino de la dieta o la rutina: vino de **redescubrir la alegría**. Mariana volvió a pintar, un pasatiempo que había abandonado años atrás. Mezclar colores, visualizar formas y expresar emociones reavivó algo profundo dentro de ella. Su jardín inspiraba su arte, cada pincelada un recuerdo renacido. También se unió a un grupo local de adultos mayores aprendiendo nuevos idiomas y sorprendió a todos al aprender italiano con facilidad. Su risa volvió, llenando su hogar de calidez nuevamente.

Pasaron los meses, y una mañana Mariana caminó por su jardín con una taza de té, susurrando los nombres de cada planta. Ninguna escapó a su memoria. Sonrió, con lágrimas en los ojos. "No se ha ido," murmuró. "Solo está creciendo de manera diferente." Se dio cuenta de que su cerebro no era su enemigo, sino su compañero: uno que respondía al cuidado, la paciencia y el propósito.

Su historia se convirtió en inspiración para otros en su comunidad. Familias locales comenzaron a adoptar rutinas similares, combinando nutrición, aprendizaje, creatividad y mindfulness para apoyar a sus seres queridos. Mariana solía decirles: “El cerebro es como un jardín. Se marchita cuando se descuida, pero cuando se riega con aprendizaje y amor, florece de nuevo.”

Años después, Sofía encontró el cuaderno de su madre lleno de nombres de plantas, afirmaciones y bocetos. En la última página, Mariana había escrito: “El antídoto para el olvido no es recordar—es vivir. Cada día cultivo un nuevo recuerdo.”

Mariana nunca volvió a verse como una paciente. Era una **jardinera**—de flores, pensamientos y vida. Gracias a su persistencia y la fe de su hija, había descubierto la verdad detrás del antídoto contra el Alzheimer: **el cerebro humano, cuando se cuida, nunca olvida cómo crecer**.

Capítulo 2: Reconstruyendo la Memoria a Través de la Neuroplasticidad

La memoria no es una función única del cerebro: es una vasta y dinámica red que registra, almacena y recupera información mediante innumerables interacciones eléctricas y químicas. En la enfermedad de Alzheimer, la degradación gradual de estas redes conduce al olvido, la confusión y la desorientación. Pero la pérdida de memoria no es simplemente el desvanecimiento de datos; es el debilitamiento de las conexiones neuronales. La buena noticia es que estas conexiones pueden reconstruirse, fortalecerse e incluso expandirse mediante la **neuroplasticidad**, la extraordinaria capacidad del cerebro para reorganizarse y formar nuevas vías a lo largo de la vida.

La neuroplasticidad es la base de todos los métodos de recuperación de la memoria utilizados en la terapia cognitiva moderna. Funciona bajo un principio simple: **las neuronas que se activan juntas se conectan juntas**. Cada vez que recuerdas un nombre, recorres una ruta familiar o aprendes una nueva habilidad, tu cerebro fortalece ciertas vías. Por el contrario, cuando dejas de usar esas vías, comienzan a debilitarse. El Alzheimer acelera este proceso de debilitamiento, pero la estimulación cognitiva constante puede ralentizarlo o incluso contrarrestarlo. Desafíos mentales regulares—como rompecabezas, juegos de memoria o aprender nueva información—pueden promover el crecimiento de ramas dendríticas y la densidad sináptica, remodelando físicamente el cerebro para preservar la memoria.

El **hipocampo**, el centro de la memoria del cerebro, es especialmente sensible tanto al daño como a la regeneración. Los estudios han demostrado que nuevas neuronas pueden crecer en el hipocampo incluso en adultos de setenta u ochenta años. Este proceso, conocido como **neurogénesis**, se estimula mediante el compromiso mental, la actividad física y la nutrición adecuada. El ejercicio aeróbico, en particular, aumenta el flujo sanguíneo y el oxígeno al hipocampo, fomentando la liberación del **factor neurotrófico derivado del cerebro (BDNF)**, una molécula que actúa como fertilizante para las células cerebrales. Este apoyo bioquímico ayuda a que las neuronas sobrevivan más tiempo, se comuniquen mejor y formen redes de memoria más fuertes.

Pero la neuroplasticidad no se activa mediante actividad aleatoria: prospera con la **novedad, el desafío y el compromiso emocional**. Hacer crucigramas repetidamente puede ayudar a corto plazo, pero el cerebro se adapta rápidamente y se vuelve eficiente, reduciendo el beneficio. La clave es exponer al cerebro de manera constante a estímulos nuevos y variados que requieran esfuerzo y creatividad. Aprender a bailar, practicar un nuevo idioma, dedicarse a la pintura o incluso cambiar la mano con la que te cepillas los dientes—todo esto introduce patrones que el cerebro debe adaptar. Esa adaptación fortalece la flexibilidad neuronal, lo que a su vez sostiene la memoria.

La **conexión emocional** juega un papel profundo en la formación y retención de la memoria. La amígdala, que procesa las emociones, está estrechamente vinculada con el hipocampo. Cuando el aprendizaje tiene carga emocional—ya sea por alegría, sorpresa o incluso estrés leve—el cerebro codifica esas experiencias más profundamente. Por eso, las historias, la música y las interacciones sociales son potentes potenciadores de la memoria. Para la prevención y recuperación del Alzheimer, crear riqueza emocional en la vida cotidiana es tan importante como el ejercicio físico o intelectual. El entrenamiento de la memoria nunca debe sentirse mecánico: debe sentirse significativo.

Los programas terapéuticos modernos utilizan este conocimiento para **reentrenar la memoria** mediante técnicas de asociación, estimulación sensorial y repetición dentro de un contexto emocional rico. Por ejemplo, escuchar música nostálgica o revivir aromas familiares puede activar circuitos neuronales inactivos ligados a recuerdos personales.

Estos estímulos pueden conectar pasado y presente, fortaleciendo los enlaces neuronales que podrían haberse debilitado. Las familias y cuidadores pueden apoyar este proceso fomentando la narración de historias, estimulando los sentidos y manteniendo interacciones diarias positivas que nutran la conectividad emocional y mental.

El sueño es otro factor crítico en la neuroplasticidad. Durante el sueño profundo, el cerebro consolida recuerdos, transfiriéndolos del almacenamiento a corto plazo en el hipocampo a redes de largo plazo en la corteza. Interrumpir este proceso—por insomnio, ansiedad o mala higiene del sueño—puede reducir drásticamente la capacidad de aprendizaje y recuperación. Rutinas consistentes de sueño, reducción de la exposición a luz por la noche y técnicas de relajación, como respiración profunda o meditación, ayudan a garantizar que el cerebro tenga el tiempo necesario para reorganizar y fortalecer las vías de la memoria.

La neuroplasticidad nos recuerda que nuestros cerebros no son estáticos; son ecosistemas vivos. Cada pensamiento y acción moldea su arquitectura. El deterioro del Alzheimer no es una sentencia irreversible: es un desafío para restaurar el equilibrio entre decadencia y renovación. Aunque los medicamentos pueden ofrecer asistencia bioquímica limitada, es el **entrenamiento interno del cerebro** lo que proporciona resiliencia duradera. Los entrenamientos mentales regulares, la estimulación emocional, el descanso adecuado y el aprendizaje continuo crean juntos un poderoso antídoto contra la pérdida de memoria.

La mente, al igual que un músculo, responde al uso constante. Cada desafío mental suma a la reserva de resiliencia de tu cerebro, protegiéndolo del desgaste del tiempo. La lección de la neuroplasticidad es una de esperanza: incluso frente al Alzheimer, el crecimiento sigue siendo posible. El cerebro humano siempre es capaz de cambiar y, con las herramientas adecuadas, puedes enseñarle a **recordar nuevamente**.

El Violín de la Memoria

Elías había sido violinista durante casi cincuenta años. Las notas que fluían de su instrumento surgían con facilidad, como respirar. Pero ahora, a los setenta y dos años, sus dedos temblaban y las melodías se escapaban de su mente antes de poder tocarlas. Cada pieza olvidada se sentía como un fragmento perdido de sí mismo. Su esposa, Liana, lo observaba desde el otro lado de la habitación, con el corazón apesadumbrado mientras él miraba fijamente su partitura. Cuando el médico mencionó “deterioro cognitivo temprano”, las palabras quedaron suspendidas en el aire como un eco que se negaba a desvanecerse.

Durante semanas, Elías evitó por completo el violín. El silencio llenaba su hogar, donde antes vivía la música. Liana se negó a rendirse. Una mañana, se sentó a su lado con una grabación antigua—su primer concierto de hace décadas. A medida que la música llenaba la habitación, algo cambió en los ojos de Elías. Sus dedos comenzaron a moverse inconscientemente, siguiendo el ritmo. La melodía desbloqueó algo enterrado profundamente en él, y las lágrimas surgieron mientras susurraba: "Recuerdo esto... la pieza del bis."

Ese momento marcó el inicio de su experimento en neuroplasticidad, aunque no lo llamaban así entonces. Liana había leído sobre el entrenamiento de la memoria y la capacidad del cerebro para sanar mediante la repetición y la conexión emocional. Cada día practicaban—no las piezas complejas que solía interpretar ante el público, sino escalas simples, pequeñas victorias. Cada nota correcta era una neurona reactivándose, un camino neuronal reabriéndose. Tropezaba con frecuencia, pero Liana le recordaba que el cerebro aprende mejor a través del esfuerzo. "Está bien olvidar," le decía. "Cada error es tu cerebro creciendo."

Elías comenzó a llevar un diario tras cada sesión, anotando las canciones que podía recordar, las que le eludían y cómo se sentía. El acto de escribir se convirtió en parte de la terapia—un refuerzo de la memoria a través del lenguaje.

Liana también introdujo nuevas actividades: rompecabezas, juegos de palabras e incluso dibujo. Al principio, Elías se resistía, diciendo: "No soy pintor." Pero ella insistió, sabiendo que la novedad era vital para estimular nuevas conexiones. Poco a poco, sus dibujos evolucionaron de líneas vacilantes a retratos expresivos de su jardín, sus nietos, sus instrumentos.

Luego vinieron las caminatas. Cada tarde, recorrían el parque cerca de su casa. Elías narraba la ruta en voz alta—nombrando los árboles, describiendo los colores del cielo, recitando fragmentos de poesía que recordaba de su juventud. Estas pistas verbales reactivaban simultáneamente los circuitos espaciales y lingüísticos, fortaleciendo su recuerdo. Con el tiempo, su vocabulario se agudizó, su ingenio volvió, y con ello una luz creciente en sus ojos que Liana no había visto en meses.

Una noche, mientras la lluvia suave golpeaba las ventanas, Elías volvió a tomar su violín. Sus manos temblaban al principio, pero luego el arco encontró las cuerdas, produciendo un tono claro y suave. La melodía no era perfecta, pero estaba viva. Al tocar, Liana notó algo extraordinario: comenzó a improvisar. No solo recordaba; **creaba de nuevo**. La música fluía libremente, mezclando fragmentos de canciones antiguas con nuevas, una metáfora viva de su cerebro forjando nuevas conexiones.

Meses después, durante un pequeño recital en el centro comunitario, Elías volvió a actuar ante un público. Llamó a la pieza **"El Violín de la Memoria"**. Al terminar, los aplausos fueron atronadores—no porque fuera perfecta, sino porque era triunfal. Elías había demostrado que el cerebro, como la música, nunca olvida verdaderamente cómo encontrar el ritmo—solo necesita ser recordado.

Mientras regresaban a casa tomados de la mano, Liana sonrió y susurró: "¿Ves? Cada nota que tocaste esta noche no fue un recuerdo, fue un nuevo comienzo." Elías miró las estrellas y asintió. "Tal vez," dijo suavemente, "la mente es como una canción. Incluso si pierdes la partitura, aún puedes tocarla desde el corazón."

Y desde ese día, Elías practicó no para recordar lo que había perdido, sino para **celebrar lo que su cerebro aún podía crear**. Su recuperación fue más que médica: fue sinfónica, prueba viva de que la mente humana, cuando se nutre con amor, novedad y propósito, puede componer su propia obra maestra de sanación.

Capítulo 3: Nutriendo el Cerebro: La Nutrición como Defensa Contra el Deterioro Cognitivo

El cerebro es uno de los órganos con mayor actividad metabólica del cuerpo humano. Aunque representa solo alrededor del dos por ciento de tu peso corporal total, consume más del veinte por ciento de tu oxígeno y energía. Esto lo hace extraordinariamente sensible a la calidad del combustible que le proporcionas. En la prevención y recuperación del Alzheimer, la nutrición no se trata simplemente de calorías o planes de dieta, sino de química, control de la inflamación y neuroprotección. Cada bocado que tomas puede alimentar el deterioro cognitivo o fortalecer las defensas celulares que preservan la memoria, la concentración y la claridad mental.

Durante décadas, los investigadores creyeron que la neurodegeneración era puramente genética, pero la evidencia creciente muestra que la dieta juega un papel determinante en cómo envejece el cerebro: de forma saludable o prematura. Una de las teorías principales detrás del Alzheimer involucra la **resistencia a la insulina en el cerebro**, conocida a veces como "diabetes tipo 3". Cuando las neuronas pierden la capacidad de usar glucosa eficientemente, se quedan sin energía, provocando deterioro cognitivo. Las dietas altas en azúcares refinados, carbohidratos procesados y grasas trans aceleran este proceso, generando inflamación crónica, estrés oxidativo y comunicación celular deficiente, contribuyendo a la acumulación de placas amiloides y ovillos de tau característicos del Alzheimer.

Para contrarrestar esto, la neurociencia moderna ha identificado varios patrones dietéticos que promueven la salud cerebral, siendo los más reconocidos la dieta **Mediterránea** y la dieta **MIND**. Ambas enfatizan alimentos de origen vegetal, proteínas magras, grasas saludables y antioxidantes. Aceite de oliva extra virgen, pescados grasos como salmón y sardinas, verduras de hoja verde, bayas, nueces y semillas desempeñan roles cruciales. Estos alimentos reducen la inflamación, mejoran la función vascular y potencian la neuroplasticidad. Por ejemplo, el aceite de oliva es rico en polifenoles, compuestos que combaten el estrés oxidativo y mejoran la señalización neuronal. Las bayas contienen antocianinas que protegen el cerebro del daño relacionado con la edad, y los ácidos grasos omega-3 presentes en pescados y semillas de lino mantienen la fluidez de las membranas neuronales, esencial para la comunicación eficaz entre células cerebrales.

Igualmente importante es **reducir sustancias dañinas** que aceleran el deterioro cognitivo. Los alimentos procesados, los azúcares refinados y el consumo excesivo de alcohol aumentan los radicales libres y alteran el delicado equilibrio bioquímico del cerebro. Con el tiempo, estas toxinas dañan las mitocondrias, reduciendo la capacidad del cerebro para generar energía. Las mitocondrias son las centrales energéticas de cada neurona; cuando fallan, la memoria también lo hace. Evitar estos factores y, al mismo tiempo, incorporar alimentos ricos en nutrientes y antiinflamatorios ayuda a preservar la integridad mitocondrial y mantiene las neuronas vibrantes y activas.

Los **antioxidantes**, como las vitaminas C y E, así como compuestos como la curcumina (presente en la cúrcuma), el resveratrol (de las uvas y el vino tinto) y la quercetina (en manzanas y cebollas), neutralizan los radicales libres antes de que puedan dañar el tejido cerebral. La curcumina es especialmente poderosa: no solo reduce la inflamación, sino que también ayuda a eliminar las placas amiloides. El consumo regular de cúrcuma, especialmente combinado con pimienta negra para mejorar su absorción, se ha relacionado con menores tasas de Alzheimer en ciertas poblaciones. Mientras tanto, las verduras crucíferas como el brócoli y la col rizada estimulan las vías naturales de desintoxicación del cuerpo, apoyando tanto al hígado como al cerebro en la eliminación de compuestos nocivos.

La **hidratación** es otro pilar frecuentemente subestimado para la salud cerebral. Incluso una deshidratación leve puede afectar la concentración, la memoria a corto plazo y la toma de decisiones. El agua facilita el transporte de nutrientes, la eliminación de toxinas y el mantenimiento de la conductividad eléctrica en las neuronas. Un cerebro bien hidratado funciona de manera más eficiente, apoyando tanto la cognición como el equilibrio emocional.

La **conexión entre el intestino y el cerebro** también es fundamental. El microbioma—trillones de bacterias en el sistema digestivo—influye directamente en la función cerebral a través del eje intestino-cerebro. Un microbioma desequilibrado, causado por antibióticos, alimentos procesados o estrés crónico, puede desencadenar inflamación sistémica que llega al cerebro. Consumir alimentos ricos en probióticos, como yogur, kéfir, kimchi y chucrut, junto con fibras prebióticas presentes en ajo, cebolla y plátanos, fortalece esta conexión. Un microbioma equilibrado apoya la producción de neurotransmisores, la regulación inmune y la claridad mental.

Finalmente, el **ayuno intermitente** ha surgido como un método prometedor para rejuvenecer las células cerebrales. Durante periodos cortos de ayuno, el cuerpo activa la **autofagia**, un proceso natural de limpieza que elimina componentes celulares dañados, incluidas proteínas mal plegadas que contribuyen al Alzheimer. El ayuno también incrementa la producción de cetonas, proporcionando una fuente de energía alternativa y más limpia para las neuronas. Estudios sugieren que incluso un ayuno nocturno de 12 a 14 horas puede mejorar significativamente el rendimiento cognitivo y proteger contra la neurodegeneración.

La lección es clara: la **nutrición no es solo mantenimiento, es medicina**. Los alimentos que eliges cada día pueden reprogramar tu cerebro para la vitalidad, la resiliencia y la regeneración. Combinada con actividad física, estimulación mental y descanso adecuado, una dieta que nutre el cerebro se convierte en un pilar fundamental de la prevención del Alzheimer. Estás, literalmente, **alimentando tu memoria, tu concentración y tu futuro**.

La Cocina de la Renovación

Cada mañana, el aroma del café recién hecho llenaba la cocina de Rosa. Durante años, el desayuno había sido un ritual de confort: pan blanco, mantequilla y mermelada dulce. Le recordaba su infancia, la modesta casa de sus padres en Portugal y las mañanas en que su madre tarareaba mientras untaba la mermelada en el pan caliente. Pero a los sesenta y ocho años, Rosa comenzó a notar que algo se le escapaba. Olvidaba nombres, las llaves desaparecían, a veces incluso se preguntaba si había desayunado. Su hija Ana se preocupaba en silencio, hasta que un día Rosa dejó la estufa encendida durante horas.

Esa noche, Ana se sentó con su madre. "Mamá," dijo suavemente, "creo que tu cuerpo te está pidiendo un cambio." Rosa frunció el ceño. "Como bien. Criaste comiendo mi cocina." Ana sonrió. "Sí, pero tu cerebro necesita más que sabor ahora. Necesita protección." Le explicó cómo ciertos alimentos podían sanar la mente—cómo los aceites, verduras y especias correctos podían reconstruir lo que el tiempo intentaba borrar. Rosa escuchó, escéptica pero curiosa. "¿Me estás diciendo que puedo mejorar mi memoria con comida?" Ana asintió. "Puedes ayudarla a sanar."

A la mañana siguiente, comenzaron a transformar la cocina. El pan blanco desapareció, reemplazado por avena, semillas de chía y bayas. El aceite de oliva sustituyó a la mantequilla. Llenaron el refrigerador con espinaca, col rizada, brócoli, salmón y frascos de nueces y almendras. Al principio, Rosa se quejaba de que todo sabía demasiado verde. Pero en una semana, notó algo sutil: ligereza en su cuerpo, concentración más aguda al leer y facilidad para recordar los nombres de sus vecinos nuevamente.

Cocinar pronto se convirtió en su experimento compartido. Preparaban platos coloridos: salmón a la parrilla con limón y hierbas, tortillas de espinaca y sopas de cúrcuma que tornaban la cocina dorada. Rosa aprendió a espolvorear pimienta negra sobre la cúrcuma, como Ana había leído que mejora la absorción. Reían cuando Rosa comenzó a llamarla su "poción dorada." Mientras cocinaban, Ana ponía música—viejas canciones de fado que despertaban recuerdos largamente olvidados. "Esta canción," dijo Rosa un día, pausando con la cuchara en la mano, "tu padre la cantaba mientras arreglaba el techo." Hacía años que no la recordaba.

Con el tiempo, la cocina se convirtió en más que un lugar para comer; se convirtió en su sala de terapia. Rosa llevaba un diario de sus comidas, anotando cómo se sentía después de cada una. Cuando bebía poca agua, se sentía con niebla mental. Cuando practicaba el ayuno nocturno, sus mañanas eran más claras. Los patrones la fascinaban, como si su cuerpo hubiera estado esperando que ella escuchara.

Meses después, el médico de Rosa se sorprendió con su mejora cognitiva. Sus niveles de colesterol bajaron, su energía aumentó y las pruebas de memoria se estabilizaron. Rosa sonrió orgullosa y dijo: "Debe ser por las aceitunas y la cúrcuma." Pero en el fondo, sabía que era más que eso: era el amor y la intención que ahora vertía en cada comida.

Una noche, mientras revolvía un guiso de lentejas, Rosa reflexionó sobre su transformación. La cocina, que antes simbolizaba la rutina, se había convertido en su **santuario de renovación**. La comida, comprendió, no era solo sustento: era comunicación con su cerebro. Cada ingrediente era una palabra de sanación, cada comida una frase de esperanza.

Cuando Ana la visitó a cenar, Rosa le sirvió su plato favorito: verduras a la parrilla con aceite de oliva y limón. "Prueba esto," dijo con orgullo. "Es mi medicina para la memoria." Rieron, brindando con vasos de agua como si fueran copas de vino.

Esa noche, después de que Ana se fue, Rosa permaneció sola en su cocina, bañada por el resplandor de la estufa. Susurró: "Estoy alimentando mi mente." Las palabras flotaron en el aire como una oración. Por primera vez en años, no tenía miedo de olvidar: estaba demasiado ocupada **recordando cómo nutrir su futuro**.

Capítulo 4: Movimiento y Oxígeno: Cómo el Ejercicio Reconstruye la Función Cerebral

El cerebro humano no solo se forma por los pensamientos: se esculpe mediante el movimiento. Cada paso, estiramiento y respiración envía ondas de energía a través del cuerpo que alcanzan el sistema nervioso, influyendo en el estado de ánimo, la concentración y la cognición. Durante demasiado tiempo, el ejercicio se ha visto únicamente como una herramienta para la condición física, pero la neurociencia demuestra ahora que el movimiento es medicina para la mente. En la prevención y recuperación del Alzheimer, el ejercicio es una de las intervenciones más potentes y accesibles conocidas por la ciencia. No solo mantiene el cerebro: lo reconstruye.

Cuando mueves tu cuerpo, el corazón late más rápido, enviando oxígeno y nutrientes a cada órgano. El cerebro, siendo el más necesitado de oxígeno, se beneficia de inmediato. El aumento del flujo sanguíneo estimula el crecimiento de nuevos capilares y mejora la entrega de glucosa y oxígeno a las neuronas. Esto impulsa una mayor producción de energía, permitiendo que las células cerebrales funcionen eficientemente. Más importante aún, el ejercicio desencadena la liberación de una proteína poderosa conocida como **factor neurotrófico derivado del cerebro (BDNF)**, un elemento clave en la neuroplasticidad y la neurogénesis. El BDNF fomenta la formación de nuevas conexiones sinápticas e incluso el nacimiento de nuevas neuronas en el hipocampo, el centro de la memoria del cerebro.

Los estudios han demostrado que la actividad física constante puede aumentar el volumen del hipocampo, mejorar la función ejecutiva y ralentizar la progresión de los síntomas del Alzheimer. El ejercicio también reduce la resistencia a la insulina y la inflamación, dos de las principales causas del deterioro cognitivo. Además, mejora la capacidad del cerebro para eliminar desechos, incluidas las placas de beta-amiloide, mediante una mejor circulación y función linfática. Los beneficios son tanto inmediatos como acumulativos: tras una sola sesión, puedes experimentar mayor enfoque y mejor ánimo; después de meses de consistencia, comienzan a producirse cambios estructurales en el cerebro.

El tipo de ejercicio importa menos que la regularidad y la intensidad. Las actividades aeróbicas, como caminar a paso ligero, andar en bicicleta, nadar o bailar, han demostrado efectos particularmente fuertes en la salud cognitiva, ya que aumentan la oxigenación y la capacidad cardiovascular. Sin embargo, el entrenamiento de resistencia también ofrece beneficios distintos. Levantar pesas o realizar ejercicios con el propio peso corporal mejora la fuerza muscular y el equilibrio metabólico, liberando factores de crecimiento que apoyan tanto al cerebro como al cuerpo. Incluso prácticas suaves como yoga, tai chi o qigong pueden mejorar la coordinación, el equilibrio y la regulación emocional, integrando la salud física y neurológica.

El mecanismo es simple pero profundo: el movimiento estimula la energía, la energía crea conexión y la conexión construye resiliencia. Cada acción física fortalece no solo los músculos, sino también los circuitos neuronales responsables del control motor, la concentración y la memoria. El ejercicio aumenta los niveles de dopamina y serotonina, elevando el ánimo y reduciendo la ansiedad, dos factores críticos en la preservación cognitiva. En la prevención del Alzheimer, reducir el estrés crónico es tan esencial como estimular el crecimiento, y la actividad física logra ambos simultáneamente.

Otro beneficio vital del ejercicio es su impacto en el **metabolismo del oxígeno**. El cerebro envejecido a menudo sufre hipoperfusión—flujo reducido de sangre y oxígeno que limita la energía neuronal. La actividad física revierte esta tendencia al expandir las redes vasculares y mejorar la eficiencia mitocondrial. Las mitocondrias, las productoras de energía dentro de las células, se vuelven más numerosas y potentes con el entrenamiento regular. Este aumento de energía disponible permite que las neuronas funcionen a mayor capacidad, favoreciendo un pensamiento más claro, mejor memoria y mayor adaptabilidad.

Incorporar movimiento a la vida diaria no requiere equipos costosos ni horas en el gimnasio. Una caminata rápida de veinte minutos por la mañana puede activar el cerebro más eficazmente que una taza de café. Subir escaleras en lugar de tomar el ascensor fortalece no solo las piernas, sino también la corteza prefrontal. Jardinería, baile e incluso limpiar—todas las formas de actividad física—estimulan patrones motores y la alerta mental. La clave es la **consistencia y el disfrute**. El movimiento realizado con alegría e intención genera respuestas neurológicas más fuertes que el movimiento mecánico.

El sueño y la recuperación son los compañeros silenciosos del ejercicio. La reconstrucción de neuronas y la consolidación del aprendizaje motor ocurren durante el descanso. El sobreentrenamiento o la fatiga crónica pueden aumentar los niveles de cortisol, debilitando la neurogénesis que el ejercicio busca promover. Para quienes tienen preocupaciones cognitivas, es esencial equilibrar movimiento y descanso, entrenando el cerebro para operar en ciclos de esfuerzo y restauración.

La belleza del ejercicio radica en su simplicidad. No requiere prescripciones ni efectos secundarios: solo participación. El cerebro afectado por Alzheimer no necesita rendirse ante la inmovilidad. Cada movimiento se convierte en un mensaje para el cuerpo y la mente: "Estoy vivo. Sigo aprendiendo." A través del movimiento, el oxígeno y la energía, el cerebro humano puede **recuperar su ritmo**, redescubriendo la armonía entre la vitalidad física y la claridad mental.

La Caminata que lo Cambió Todo

Antes del diagnóstico, Michael había sido arquitecto. Sus días estaban llenos de bocetos, modelos y el ritmo de la creación. Pero cuando aparecieron los primeros síntomas de Alzheimer a los sesenta y uno, se retiró del mundo que antes le daba propósito. Los planos acumularon polvo y su escritura, antes meticulosa, se volvió temblorosa. "Siento que mi mente se desvanece más rápido de lo que puedo pensar," le dijo a su esposa, Emma, una tarde. Ella vio la derrota en sus ojos: la rendición silenciosa que llega cuando se deja de luchar.

Una mañana, Emma lo convenció de salir a caminar. Era un fresco día de primavera y el parque cercano olía a lluvia fresca. "Solo quince minutos," dijo, entrelazando su brazo con el de él.

Caminaron en silencio al principio. Los pasos de Michael eran inciertos, sus pensamientos enredados. Pero a medida que avanzaban, algo sutil comenzó a cambiar. El aire parecía más ligero. Su pecho se expandía con cada respiración. "Es extraño," dijo suavemente tras un rato. "El mundo se ve más nítido." Emma sonrió. "Es oxígeno," dijo. "Tu cerebro se está despertando."

Esos quince minutos se convirtieron en treinta, luego en sesenta. Pronto, caminar se transformó en un ritual. Cada mañana al amanecer, salían—a veces conversando, a veces escuchando el viento. El ritmo de sus pasos se volvió una especie de meditación. Con cada zancada, los pensamientos de Michael parecían desenredarse. Su médico notó mejoras en la siguiente visita: su equilibrio era más estable, su memoria más rápida. Los escáneres incluso mostraron mejor flujo sanguíneo en el lóbulo frontal. "Hagas lo que hagas," dijo el doctor, "sigue caminando."

Animada, Emma introdujo nuevas actividades. Comenzaron a nadar en una piscina local dos veces por semana. Michael se mostró dudoso al principio, pero pronto disfrutó de la resistencia suave del agua. Le recordaba a diseñar puentes curvos: cómo el movimiento podía ser tanto gracioso como fuerte. Nadar se convirtió en meditación en movimiento, su mente concentrándose en cada respiración y brazada. Más tarde añadió entrenamiento de fuerza ligero, levantando pequeñas pesas en su sala. "Estoy reconstruyendo algo," le dijo a Emma un día, "y no es solo músculo."

Pasaron los meses y la transformación de Michael se profundizó. Comenzó a recordar nombres de antiguos colegas, volvió a dibujar y hasta tarareaba mientras trabajaba. Su energía regresó, y con ella, su confianza. Comenzó a llevar un cuaderno de "pensamientos de caminata"—ideas que surgían durante sus paseos. "Es como si mi cerebro estuviera dibujando nuevas rutas," le dijo a Emma una tarde al atardecer. Ella sonrió y apretó su mano. "Eso es exactamente lo que está haciendo."

Pero el cambio más profundo fue emocional. La ansiedad de Michael comenzó a desaparecer, reemplazada por una sensación de paz que no sentía desde hace años. El ejercicio se había convertido en más que movimiento: era conexión. Cada respiración lo llenaba no solo de oxígeno, sino de esperanza. Volvió a reír, a participar en conversaciones y a redescubrir la alegría de estar vivo.

En su cumpleaños número sesenta y tres, Michael se paró en el borde del mismo parque donde habían empezado dos años antes. Miró a Emma y dijo: "¿Recuerdas lo asustado que estaba ese día?" Ella asintió. "No pensaste que lograrías dar la vuelta al lago." Él sonrió. "Ahora podría caminarlo dos veces." Lo hicieron.

Esa noche, al volver a casa, Michael tomó uno de sus antiguos cuadernos de bocetos. En una página en blanco dibujó dos figuras caminando bajo los árboles, rodeadas de senderos sinuosos. En la parte superior escribió: **El movimiento es memoria en acción**. Era una frase que capturaba todo lo que había aprendido: la idea de que la vida, como la arquitectura, debe construirse siempre sobre movimiento, estructura y flujo.

Michael nunca volvió a diseñar edificios, pero, de alguna manera, se convirtió en un nuevo tipo de arquitecto: uno que construye caminos en su propio cerebro, paso a paso. Su historia es un testimonio vivo de que el cuerpo, cuando se mueve con intención, puede **reconstruir la mente que alguna vez pareció perdida**. Y cada mañana desde entonces, al salir el sol sobre el parque, los dos continuaron caminando—cada paso, una silenciosa rebelión contra el olvido.

Capítulo 5: La Conexión Mente-Cuerpo: Estrés, Hormonas y Equilibrio Cognitivo

La mente y el cuerpo no son entidades separadas: son dos expresiones del mismo sistema vivo. Cuando uno sufre, el otro responde. Esto es más evidente en la relación entre el estrés crónico, las hormonas y la salud cerebral. En la investigación del Alzheimer, el impacto del estrés en el deterioro cognitivo es profundo. El estrés crónico no solo nos hace ansiosos o cansados: cambia la estructura, la química y la función a largo plazo del cerebro. Para preservar la memoria y la claridad mental, debemos aprender a regular la tormenta interna del estrés antes de que erosione los cimientos de la mente.

El cuerpo humano está diseñado para explosiones cortas de estrés. Cuando aparece un peligro, el cerebro activa la respuesta de "lucha o huida", liberando hormonas como cortisol y adrenalina para agudizar la concentración y movilizar energía. Este antiguo mecanismo de supervivencia es útil frente a amenazas inmediatas, pero destructivo cuando se activa constantemente. La vida moderna ha convertido el estrés temporal en una condición crónica. Las presiones diarias—trabajo, finanzas, redes sociales y tensiones emocionales—mantienen elevados los niveles de cortisol, impidiendo que el cerebro regrese a su estado natural de equilibrio. Con el tiempo, esta sobrecarga bioquímica daña las neuronas, particularmente en el hipocampo, donde se forman y almacenan los recuerdos.

El **cortisol**, cuando se libera en exceso, reduce las ramas dendríticas y suprime la neurogénesis, dificultando la creación de nuevas memorias. También interfiere con el sueño, la regulación del azúcar en sangre y la función inmunológica, todos esenciales para el mantenimiento cerebral. El estrés crónico incrementa la inflamación y el estrés oxidativo, acelerando el mismo daño celular observado en el Alzheimer. En esencia, cada reacción emocional no regulada deja una huella física en el cerebro, remodelando sus circuitos hacia la vigilancia y el miedo en lugar de la calma y la creatividad.

Sin embargo, el mismo mecanismo que permite que el estrés dañe el cerebro puede **redirigirse para sanarlo**. Mediante la conciencia consciente, la respiración y el mindfulness, podemos alterar el estado hormonal del cuerpo en tiempo real. El **nervio vago**, que conecta el cerebro con casi todos los órganos principales, actúa como un puente entre el sistema nervioso y el cuerpo. La respiración profunda y rítmica, la meditación y las prácticas de gratitud activan la respuesta parasimpática—el modo de "descanso y reparación"—que reduce el cortisol, desacelera el ritmo cardíaco y promueve la sanación celular. Este cambio permite que el cerebro conserve energía, mejore el flujo sanguíneo y optimice la producción de neurotransmisores.

El **equilibrio hormonal** juega un papel crítico en la protección del cerebro frente al deterioro. Estrógeno, progesterona y testosterona tienen efectos neuroprotectores. En hombres y mujeres, estas hormonas apoyan la densidad sináptica, regulan la inflamación y mejoran el metabolismo de la glucosa en las neuronas. A medida que envejecemos, su declive natural deja al cerebro más vulnerable. Sin embargo, intervenciones de estilo de vida—ejercicio regular, nutrición adecuada, manejo del estrés y sueño de calidad—pueden ayudar a estabilizar los niveles hormonales de forma natural. Hierbas adaptogénicas como ashwagandha, rhodiola y maca también han mostrado promesas para regular el cortisol y mantener el equilibrio hormonal general.

Una de las estrategias más efectivas para la **resiliencia cerebral a largo plazo** es cultivar la inteligencia emocional. Esto no significa suprimir el estrés, sino **transformarlo**. La conciencia emocional permite reconocer los primeros signos de tensión y responder con mindfulness en lugar de reactividad. Técnicas como escribir en un diario, visualización y auto-reflexión fortalecen la corteza prefrontal, la región cerebral responsable del pensamiento racional y el control de impulsos. Con práctica, esta disciplina cognitiva entrena al cerebro para salir de bucles basados en el miedo y entrar en estados de enfoque calmado.

La **comunidad y la conexión** también son poderosos antídotos contra el estrés. La soledad y el aislamiento se han vinculado a tasas más altas de demencia, porque amplifican las hormonas del estrés y reducen la estimulación mental. Los seres humanos somos sociales, y la risa compartida, el contacto y la conversación reducen el cortisol mientras aumentan oxitocina y serotonina—dos hormonas que reparan el daño emocional y neuronal. Un fuerte sistema de apoyo, ya sea familiar, amigos o grupos comunitarios, actúa como un **amortiguador biológico** contra el deterioro cognitivo.

Finalmente, el **descanso reparador** completa el ciclo. El estrés sin recuperación agota las reservas de energía neuronal y altera los ritmos circadianos. El sueño es cuando el cerebro reajusta su equilibrio hormonal, elimina desechos metabólicos y consolida recuerdos emocionales. Sin descanso, incluso la mejor dieta o ejercicio no pueden proteger por completo la cognición. La meditación antes de dormir, estiramientos suaves o reflexiones de gratitud pueden facilitar la transición de la vigilia al descanso profundo, asegurando que el sistema nervioso permanezca equilibrado.

La conexión mente-cuerpo no es una metáfora: es una **realidad biológica**. Cada pensamiento genera una reacción química y cada emoción remodela la arquitectura neuronal. Al dominar nuestra respuesta al estrés, podemos pasar del estado de supervivencia al de sanación. El objetivo no es eliminar el estrés, sino **entrenarlo**: convertirlo de fuente de deterioro en señal de renovación. En este equilibrio yace una de las defensas más poderosas contra el Alzheimer: la capacidad de mantenerse **calmo, conectado y consciente** en un mundo que a menudo olvida cómo respirar.

La Calma Dentro de la Tormenta

Isabella siempre había sido el centro de su familia. Madre de tres hijos y dueña de un pequeño negocio, prosperaba bajo la responsabilidad. Sus días comenzaban antes del amanecer y terminaban mucho después de la medianoche. Lo llamaba "hacer lo que hay que hacer." Pero a finales de sus cincuenta, algo empezó a cambiar. El ritmo incesante que antes manejaba con facilidad comenzó a sentirse pesado. Empezó a olvidar cosas simples: dónde dejaba sus llaves, nombres de clientes e incluso cumpleaños. "Solo estoy cansada," se decía. Pero en el fondo, sentía la inquietud creciente de algo más.

Una tarde, su hija mayor la encontró sentada en la cocina mucho después de la cena, mirando al vacío. "Mamá, ¿estás bien?" Isabella sonrió débilmente. "Solo pensando." Pero lo que no dijo era que sus pensamientos habían empezado a dar vueltas—ciclos ansiosos y sin fin sobre trabajo, dinero y sus padres envejecidos. Su médico confirmó lo que ella sospechaba: el estrés crónico estaba afectando su cognición. "Tu cerebro ha estado en sobrecarga durante años," le dijo. "Es hora de reducir la velocidad antes de que te obligue a hacerlo."

Al principio, disminuir el ritmo le parecía imposible. El estrés se había convertido en su identidad. Pero comenzó con algo simple: **respirar**. Cada mañana, antes de revisar el teléfono o preparar café, Isabella se sentaba en silencio durante cinco minutos. Cerraba los ojos, inhalaba profundamente por la nariz y exhalaba lentamente contando hasta cuatro. La primera semana fue incómoda; su mente resistía, corriendo hacia la lista de pendientes. Pero en la segunda semana, algo cambió. Su corazón se ralentizó, sus hombros se relajaron y, por primera vez en años, se sintió presente.

Animada, Isabella añadió **paseos vespertinos** junto al lago cerca de su casa. El reflejo de la luna en el agua la calmaba. "Es extraño," le dijo a su hija una noche, "cuanto más tranquila estoy, más recuerdo." Con los meses, sus síntomas comenzaron a aliviarse. Ya no perdía citas y su ansiedad disminuyó. Aprendió que la paz no era la ausencia de problemas, sino la capacidad de enfrentarlos sin perderse a sí misma.

Isabella también comenzó a escribir un diario antes de dormir. Al principio anotaba estrés, preocupaciones y arrepentimientos. Pero lentamente, su escritura se transformó en gratitud. Empezó a listar tres cosas que habían salido bien cada día. Podía ser tan simple como "la sopa estuvo buena" o "reí con mi hijo." El acto de la gratitud **reprogramó su cerebro**, suavizando los bordes de la alerta constante.

Su familia notó la diferencia. Su risa volvió, su voz se estabilizó y sus ojos reflejaban la calidez que recordaban de años atrás. Una tarde, su hija la abrazó y susurró: "Estás brillando de nuevo." Isabella sonrió, dándose cuenta de que no solo había cambiado sus hábitos: **había cambiado su química**.

Meses después, durante una revisión, su médico sonrió al revisar los resultados. "Tus niveles de cortisol están normales de nuevo," dijo. "Le has dado a tu cerebro el descanso que necesitaba." Isabella salió de la clínica y se sentó en su auto un largo momento, sintiendo el peso de esas palabras. Miró por la ventana, observando hojas moverse con la brisa. Durante años había vivido en la tormenta. Ahora, había encontrado **la calma dentro de ella**.

Sus días seguían siendo ocupados, pero los afrontaba de manera diferente. Cuando surgían desafíos, se detenía, respiraba profundo y se recordaba a sí misma: *Mi mente escucha mi respiración.* Su nuevo ritmo no era de agotamiento, sino de equilibrio. El estrés alguna vez la gobernó, pero ahora le servía, recordándole su fuerza en lugar de su fragilidad.

Al final, Isabella no solo recuperó su memoria: **recuperó su paz**. La tormenta nunca desapareció por completo, pero ya no la definía. Había descubierto el secreto que la mayoría de las personas pasa toda la vida buscando: la mente sana no a través del control, sino a través de la entrega. Y cada vez que cerraba los ojos y respiraba, volvía a esa verdad: el **santuario de su propia quietud**.

Capítulo 6: Sueño y Regeneración: Cómo el Descanso Profundo Repara el Cuerpo y la Mente

El sueño es el proceso de sanación más poderoso y menos apreciado que posee el cuerpo humano. Cada noche, el cerebro realiza una especie de mantenimiento interno: repara tejidos, consolida recuerdos, equilibra hormonas y elimina toxinas que se acumulan durante el día. Cuando el sueño se acorta, se interrumpe o es de mala calidad, este mantenimiento esencial falla y, con el tiempo, el daño se acumula. En el contexto de la enfermedad de Alzheimer, la falta de sueño no es solo un síntoma: es una causa y un acelerador del deterioro cognitivo. El descanso profundo y reparador es la clave oculta para proteger el cerebro y prolongar la longevidad mental.

A lo largo del día, las neuronas del cerebro trabajan incansablemente para procesar información, regular el estado de ánimo y coordinar las funciones del cuerpo. Al hacerlo, producen desechos, incluidas proteínas beta-amiloide, las mismas sustancias que forman las placas observadas en el Alzheimer. Durante el sueño, particularmente en las fases de ondas lentas, el cerebro activa su **sistema glinfático**, una red de canales de líquido que elimina estas toxinas. Es como un enjuague nocturno para el sistema nervioso. Sin suficiente sueño profundo, este proceso de limpieza se ve afectado, permitiendo la acumulación de sustancias dañinas que pueden dañar el tejido neuronal y acelerar la pérdida de memoria.

El sueño también fortalece la **neuroplasticidad**. Durante el descanso, el cerebro consolida los recuerdos a corto plazo almacenados en el hipocampo hacia redes de largo plazo en la corteza. Por eso, a menudo las personas encuentran que los problemas se ven más claros o surgen ideas después de una buena noche de sueño. El cerebro se está reorganizando literalmente mientras descansamos. Cuando el sueño se fragmenta o acorta, la consolidación de la memoria se ve afectada, provocando olvido, confusión y procesamiento cognitivo más lento. La privación crónica de sueño disminuye la creatividad, la concentración y la toma de decisiones, todos signos tempranos de deterioro cognitivo.

Las **hormonas** juegan un papel esencial en este ciclo. Durante el sueño profundo, el cuerpo libera **hormona del crecimiento**, que repara células y regenera tejidos. La **melatonina**, conocida como la "hormona del sueño", no solo regula el ritmo circadiano, sino que también actúa como potente antioxidante, protegiendo las neuronas del estrés oxidativo. El cortisol, la hormona del estrés, debería disminuir por la noche, permitiendo que el cerebro entre en su fase restauradora. Cuando este ritmo se altera—por ansiedad, exposición a pantallas nocturnas o horarios de sueño irregulares—el desequilibrio hormonal mantiene al cerebro en un estado de alerta perpetua, impidiendo la recuperación completa.

Los estilos de vida modernos hacen que la interrupción del sueño sea casi inevitable. La luz artificial de las pantallas engaña al cerebro haciéndole creer que aún es de día, retrasando la producción de melatonina. El consumo excesivo de cafeína y azúcar sobreestimula el sistema nervioso, dificultando la relajación. El estrés emocional y la sobrecarga constante de información impiden que la mente se apague, dejando al cuerpo inquieto incluso cuando está físicamente exhausto. El efecto acumulativo es una sociedad crónicamente privada de lo único que sostiene su salud cognitiva.

Recuperar un sueño reparador requiere **intención**. El proceso comienza horas antes de dormir. El cerebro prospera con el ritmo, y mantener un horario de sueño constante—acostarse y levantarse a la misma hora cada día—ancla el reloj circadiano. Evitar pantallas y luces intensas al menos una hora antes de dormir permite que la melatonina aumente de forma natural. Rituales simples de relajación, como leer, escuchar música suave o practicar respiración profunda, pueden desplazar el sistema nervioso hacia el dominio parasimpático, preparando la mente para el descanso.

La **alimentación** también influye en la calidad del sueño. Comidas pesadas, alcohol y azúcar antes de acostarse pueden interferir con la regulación de la temperatura corporal y la digestión, manteniendo al cerebro alerta. Por el contrario, alimentos ricos en magnesio, triptófano y carbohidratos complejos—como plátanos, avena, almendras y verduras de hoja verde—apoyan la producción de serotonina y melatonina. La hidratación debe ser equilibrada: muy poca agua puede causar calambres nocturnos, mientras que demasiada puede interrumpir el descanso con frecuentes despertares.

El **entorno** también actúa como aliado o enemigo silencioso del sueño. La oscuridad señala al cerebro que produzca melatonina, mientras que las temperaturas frescas favorecen el sueño profundo. Incluso la contaminación acústica sutil puede fragmentar el descanso, por lo que un generador de ruido blanco o un ventilador puede ayudar a mantener un fondo auditivo constante. El objetivo es crear un **santuario para los sentidos**, un espacio donde el cuerpo se sienta lo suficientemente seguro para dejarse llevar.

En última instancia, el sueño no es un estado pasivo, sino una **forma activa de sanación**. Es la reunión nocturna del cuerpo consigo mismo: un tiempo para restaurar, reiniciar y renovar. Para quienes están en riesgo de Alzheimer, proteger el sueño es tan crucial como la nutrición o el ejercicio. Es la base invisible sobre la cual se construye la **resiliencia cognitiva**. Cuando aprendes a respetar la necesidad de descanso profundo de tu cuerpo, no solo estás durmiendo: **estás entrenando tu cerebro para vivir más, pensar más claro y recordar mejor**.

La Noche del Recuerdo

Daniel siempre se había sentido orgulloso de ser un ave nocturna. Como escritor, creía que sus mejores ideas llegaban después de medianoche, cuando el mundo estaba en silencio. Alimentaba sus noches con café y música, persiguiendo la inspiración hasta altas horas. Pero hacia finales de sus cincuenta, sus hábitos comenzaron a alcanzarlo. Se despertaba cada mañana con la mente nublada y olvidadizo. Su esposa, Lena, notó su creciente irritabilidad y confusión. A menudo perdía cosas simples—sus gafas, notas—y lo descartaba como "simplemente envejeciendo." Pero la neblina mental se profundizó hasta que incluso su escritura, antes fluida, comenzó a estancarse.

Cuando el médico sugirió que sus patrones de sueño contribuían a su fatiga cognitiva, Daniel se rió. "¿Dormir? No tengo tiempo que perder acostado." El médico sonrió con conocimiento. "El sueño no es tiempo perdido, es cómo tu cerebro edita la historia de tu día." Esas palabras quedaron resonando. Esa noche, mientras miraba la pantalla de su computadora, se dio cuenta de cuánto se sentía su mente como un borrador incompleto—desordenado y sobrecargado.

Lena propuso un experimento. Durante una semana, Daniel dejaría de escribir después de las 9 p.m., apagaría todas las pantallas y seguiría un ritual de relajación. "Solo siete días," dijo. "Si no funciona, puedes volver a tu imperio nocturno." Con humor renuente, él aceptó.

Las primeras noches fueron tortuosas. Su cuerpo resistía el cambio, sus pensamientos corrían mientras yacía despierto. Pero a la tercera noche, algo cambió. La oscuridad se sintió reconfortante, el silencio reparador. Comenzó a soñar vívidamente—escenas de su infancia, conversaciones con amigos perdidos, incluso destellos de ideas que no había recordado en años. Cada mañana, despertaba con una claridad extraña, como si su mente se hubiera reorganizado durante la noche.

Con el paso de los días a semanas, su creatividad regresó con mayor fuerza. Las ideas que antes requerían largas horas de esfuerzo ahora fluían fácilmente tras una noche completa de descanso. Se lo describió a Lena como "mi cerebro recordando cómo respirar." Notó otros cambios: su ánimo mejoró, su paciencia volvió y su sentido del humor reapareció. El constante ruido mental que antes nublaba su pensamiento comenzó a desvanecerse, reemplazado por un enfoque sereno.

Curioso, Daniel comenzó a leer sobre la ciencia del sueño. Aprendió cómo el cerebro elimina toxinas durante el descanso profundo, cómo se consolidan los recuerdos y cómo el sistema glinfático funciona como un equipo de limpieza nocturno. "Así que he estado saltándome la limpieza durante años," bromeó con Lena. "No es de extrañar que mi cerebro fuera un desastre."

Para hacer permanente su nuevo estilo de vida, transformó su dormitorio en un santuario: cortinas oscuras, temperaturas frescas y prohibición de aparatos electrónicos. Adoptaron rituales nocturnos de té, bebiendo manzanilla mientras reflexionaban sobre el día. Con el tiempo, el ritmo se volvió sagrado. Daniel comenzó a llamarlo **"la noche del recuerdo"**, una frase que capturaba tanto su memoria restaurada como la paz que encontraba en la quietud.

Meses después, su médico observó mejoras notables. Sus pruebas cognitivas se habían estabilizado y las imágenes cerebrales mostraban patrones de actividad más saludables. "Le has dado a tu cerebro lo que le había faltado durante años," dijo el doctor. Daniel sonrió: "Todo lo que hice fue dormir."

Esa noche, mientras Daniel se sumía en el sueño, pensó en los años que había pasado persiguiendo la creatividad a través del agotamiento. Se dio cuenta de que la inspiración nunca había vivido realmente en el caos de las noches sin dormir: siempre había esperado por él en el **silencio entre respiraciones**, en el espacio donde los sueños y la reparación se encuentran.

Desde entonces, se convirtió en un defensor del descanso, diciendo a otros escritores: “El sueño es la última edición.” Su historia se transformó en una revolución silenciosa: un recordatorio de que a veces, el mayor acto de creación no está en lo que hacemos, sino en **cómo descansamos**. Y cada mañana, al despertar renovado y completo, Daniel sonreía pensando que, literalmente, estaba **soñando su cerebro de vuelta a la vida**.

Capítulo 7: El Antídoto contra el Alzheimer: Ejercicios Cerebrales que Retrasan o Previenen el Deterioro Cognitivo

El cerebro humano, al igual que un músculo, se fortalece con el uso y se debilita con la negligencia. Cada pensamiento, movimiento y experiencia nueva forma conexiones neuronales que mantienen o amplían la capacidad mental. En la prevención y tratamiento del Alzheimer, este principio—conocido como "úsalo o piérdelo"—no es un cliché, sino una verdad biológica. La inactividad mental permite que las vías neuronales se debiliten y mueran, mientras que la participación activa crea resiliencia. En este capítulo exploramos los ejercicios cerebrales específicos que han demostrado retrasar o prevenir el deterioro cognitivo y cómo integrarlos en la vida diaria para obtener resultados duraderos.

El entrenamiento cognitivo activa la neuroplasticidad, la capacidad del cerebro para reorganizarse mediante la estimulación y el aprendizaje. Cuando desafiamos la mente con novedades, fomentamos la formación de nuevas conexiones sinápticas y fortalecemos las existentes. Este proceso no solo mejora la memoria y la concentración de forma inmediata, sino que también construye una **"reserva cognitiva"**, un buffer protector que permite al cerebro funcionar eficazmente incluso en presencia de daño patológico o relacionado con la edad. En términos simples, el ejercicio mental construye resiliencia cerebral del mismo modo que el entrenamiento de fuerza desarrolla la resistencia muscular.

Los ejercicios cognitivos más efectivos son aquellos que combinan atención, memoria, lenguaje y resolución de problemas. Actividades como aprender un nuevo idioma, tocar un instrumento musical o participar en juegos estratégicos como ajedrez y bridge requieren que múltiples regiones del cerebro se comuniquen simultáneamente. Esta interacción aumenta la densidad sináptica, haciendo el cerebro más adaptable y eficiente. Incluso actividades más simples—como memorizar poesía, resolver acertijos o cambiar rutinas diarias—mantienen los circuitos neuronales activos y receptivos.

Uno de los descubrimientos más fascinantes en neurociencia es que **el ejercicio físico y mental se complementan**. Cuando el cuerpo se mueve, aumenta el flujo sanguíneo, la oxigenación y la producción de **factor neurotrófico derivado del cerebro (BDNF)**, que potencia la neuroplasticidad. Cuando el cerebro se desafía mentalmente durante o después del movimiento, los resultados se multiplican. Por ejemplo, caminar mientras se nombran países, se hacen operaciones aritméticas o se describen objetos del entorno activa ambos hemisferios cerebrales simultáneamente. Este tipo de entrenamiento dual no solo mejora la cognición, sino que también reduce el riesgo de caídas y el deterioro motor en adultos mayores.

Otro elemento esencial del entrenamiento cognitivo es el **compromiso emocional**. El cerebro recuerda mejor cuando el aprendizaje es significativo. Actividades que estimulan la alegría, la curiosidad o la conexión liberan dopamina y acetilcolina, neuroquímicos que potencian el aprendizaje y la retención. Por ello, tareas creativas como contar historias, pintar o tocar música son tan poderosas: activan tanto centros cognitivos como emocionales, formando recuerdos duraderos. Los programas de prevención del Alzheimer incorporan cada vez más **terapia artística, musical y ejercicios de reminiscencia** para estimular múltiples redes neuronales al mismo tiempo.

El **aspecto social** del entrenamiento cognitivo no puede subestimarse. El aislamiento acelera el deterioro cognitivo, mientras que la interacción fortalece las vías neuronales. Las conversaciones desafían simultáneamente los centros del lenguaje, los circuitos de empatía y el procesamiento auditivo. Juegos en grupo, hobbies compartidos o círculos de discusión proporcionan estimulación mental acompañada de apoyo emocional. Incluso la comunicación cotidiana—llamar a un amigo, compartir historias o enseñar una nueva habilidad—es un ejercicio para la mente. La conexión social es el **fertilizante natural del cerebro**, fomentando el crecimiento a través del significado compartido.

La **meditación y el mindfulness** son formas igualmente vitales de ejercicio cerebral. Aunque parecen pasivas, estas prácticas aumentan la densidad de materia gris en áreas relacionadas con la atención, la memoria y la regulación emocional. Al enfocar la conciencia en la respiración o observar los pensamientos sin reaccionar, el cerebro aprende a regular el estrés y mantener el equilibrio. El estrés crónico, como se discutió antes, reduce los centros de memoria e inflama el tejido neuronal. La atención plena revierte esta tendencia, ampliando la capacidad del cerebro para sostener la concentración y la calma bajo presión.

Una de las formas más descuidadas de entrenamiento cognitivo es la **curiosidad**. Cuando aprendemos algo nuevo—ya sea una habilidad, un tema o un concepto—el cerebro libera dopamina, señal de placer y recompensa. Este ciclo de retroalimentación motiva la exploración continua, manteniendo la mente joven y activa. Los aprendices de por vida muestran consistentemente mayor función cognitiva en la vejez comparados con quienes dejan de explorar nuevos intereses. Leer ampliamente, asistir a conferencias, tomar cursos en línea o explorar nuevos entornos alimenta este impulso vital de expansión mental.

La **consistencia** es la piedra angular del entrenamiento cerebral. Así como un solo entrenamiento no desarrolla un músculo, un solo rompecabezas no protege el cerebro. La participación mental diaria y variada es clave. Rota actividades: un día enfócate en la memoria, otro en la resolución de problemas o la creatividad. Combina ejercicios solitarios y sociales para activar diferentes sistemas cognitivos. Mantén los desafíos placenteros pero ligeramente difíciles: este "punto óptimo" de esfuerzo maximiza la neuroplasticidad.

En última instancia, el **antídoto contra el Alzheimer** reside en la participación activa. Tu cerebro prospera con el compromiso, no con la evasión. Cada elección de leer, aprender, pensar críticamente o conectarte profundamente es un acto de preservación. Al ejercitar la mente con propósito y variedad, estás construyendo una **arquitectura neural resiliente** que desafía la edad y la enfermedad. La vitalidad cognitiva no se hereda: **se cultiva**.

El Jardín del Pensamiento

Helena siempre había amado los rompecabezas. De niña,

pasaba horas en la mesa de la cocina armando miles de piezas mientras su madre cocinaba cerca. Ahora, a los setenta y seis años, sus manos temblaban ligeramente al colocar cada pieza, pero su determinación no había disminuido. Tras la muerte de su esposo y la partida de sus hijos a otra ciudad, Helena comenzó a notar que su mente no estaba tan aguda. Olvidaba nombres, las conversaciones se desdibujaban y a menudo olvidaba por qué había entrado en una habitación. Su médico mencionó un "deterioro cognitivo leve," una frase que se sintió como una advertencia.

Al principio, se sintió aterrorizada. Pero una tarde, mientras revisaba cajas antiguas, encontró el cuaderno de su difunto esposo. Allí, años atrás, había escrito: "Mantén tu mente ocupada, Lena. Ese es el secreto para mantenerse viva." Sonrió entre lágrimas y decidió tomar su consejo literalmente. Al día siguiente, se unió a una clase comunitaria de gimnasia cerebral en la biblioteca local.

La primera sesión fue humillante. Jugaban a juegos de memoria, practicaban frases extranjeras y resolvían acertijos. Helena tropezaba a menudo y se sentía avergonzada cuando no recordaba palabras segundos después de escucharlas. Pero la instructora, la neurocientífica retirada Dra. Ruiz, sonrió amablemente y le dijo: "Cada error es una nueva conexión formándose. Tu cerebro está practicando el crecimiento."

Animada, Helena siguió asistiendo. Comenzó a caminar a la biblioteca en lugar de conducir, desafiándose a tomar rutas diferentes cada vez. En el camino, nombraba cada árbol que pasaba, un hábito que llamó "jardinería mental." También se unió a un pequeño grupo de música que se reunía semanalmente para aprender ukelele. Al principio, sus dedos titubeaban sobre las cuerdas, pero en semanas surgieron melodías. "Estás regando tus neuronas," le dijo la Dra. Ruiz una tarde, sonriendo.

En casa, Helena comenzó a escribir en su diario nuevamente. Cada noche anotaba algo nuevo que había aprendido o experimentado ese día—una palabra nueva, un recuerdo o una melodía. Estas pequeñas victorias se convirtieron en sus anclas. También comenzó a hacer videollamadas con sus nietos, enseñándoles juegos de memoria que había aprendido en clase. La risa compartida durante estas sesiones se volvió medicina para su mente.

Pasaron los meses y la niebla comenzó a despejarse. Su memoria mejoró y su confianza creció. Cuando regresó a su médico para un seguimiento, sus resultados cognitivos se habían estabilizado. "Estás haciendo algo bien," le dijo. Ella sonrió: "Estoy ejercitando mi cerebro como si fuera mi corazón."

Una tarde, mientras cuidaba su jardín, Helena se dio cuenta de la similitud del proceso. Cada planta necesitaba luz, cuidado y estimulación para crecer. La mente, pensó, no era diferente. “Cada rompecabezas, cada canción, cada palabra que aprendo es una semilla,” susurró, tocando la tierra. “Y mis pensamientos son el jardín.”

Años después, Helena se convirtió en voluntaria en la misma biblioteca, dirigiendo talleres de memoria para otros con deterioro cognitivo temprano. A menudo decía a los recién llegados: “No pierdes tu cerebro—dejas de usarlo. Pero la buena noticia es que puedes empezar de nuevo en cualquier momento.”

Su historia se difundió por la comunidad, inspirando a otros a reactivar sus mentes con curiosidad y alegría. El **“Jardín del Pensamiento”** de Helena se convirtió en un símbolo de esperanza: prueba viviente de que el cerebro, cuando se nutre con actividad, conexión y amor, puede florecer de nuevo.

Cada mañana, mientras servía su té y se sentaba junto a la ventana, Helena abría su caja de rompecabezas y sonreía. “Una pieza más,” se susurraba. “Solo una conexión más.” Y en esos momentos de quietud, su mente se sentía viva, ilimitada y bellamente despierta—prueba de que, incluso en el otoño de la vida, **el crecimiento nunca termina**.

Capítulo 8: La Mente Sobre la Medicina: Placebo, Creencia y el Poder de la Expectativa

El cerebro humano no es solo un órgano de pensamiento: es un generador de sanación. Cada creencia, emoción y expectativa envía señales medibles por todo el cuerpo, alterando hormonas, respuestas inmunitarias e incluso el comportamiento celular. El fenómeno conocido como efecto placebo no es un truco de la mente; es una demostración de cómo la creencia puede cambiar la biología. Para quienes enfrentan deterioro cognitivo o riesgo de Alzheimer, comprender y aprovechar esta comunicación mente-cuerpo puede marcar la diferencia entre la degeneración pasiva y la renovación activa.

Durante décadas, los investigadores descartaron el efecto placebo como una molestia en los ensayos clínicos—una señal falsa que interfería con la medición del impacto real de un fármaco. Pero la neurociencia moderna ha revelado que la respuesta placebo no es falsa en absoluto. Es la farmacia natural del cerebro en acción. Cuando una persona cree que un tratamiento funcionará, el cerebro libera su propia medicina: dopamina, serotonina y endorfinas. Estos neuroquímicos reducen el dolor, calman la ansiedad y mejoran el estado de ánimo, todo lo cual potencia la función cerebral y la resiliencia. En el cuidado del Alzheimer, donde aún no existe cura, **el poder de la creencia se convierte en una herramienta invaluable** para mantener la esperanza y estimular los sistemas de auto-sanación del cuerpo.

La expectativa cambia la fisiología. Cuando anticipamos mejoras, la **corteza prefrontal** y la **corteza cingulada anterior** se activan, enviando señales reguladoras al hipotálamo y al sistema nervioso autónomo. Esto modula la frecuencia cardíaca, la presión arterial y los niveles de inflamación. El cuerpo se prepara literalmente para sanar porque la mente se lo ha indicado. Por el contrario, las expectativas negativas—el **efecto nocebo**—pueden empeorar los síntomas y acelerar el deterioro. El pesimismo crónico inunda el organismo de hormonas del estrés, debilitando la respuesta inmune y dañando el tejido neuronal. Por eso, el **entorno emocional** importa tanto como la medicación en los resultados a largo plazo.

Para la prevención del Alzheimer, cultivar una **mentalidad positiva** no es pensamiento ilusorio: es **condicionamiento neuroquímico**. Optimismo, gratitud y fe estimulan las vías de dopamina asociadas con la motivación y la recompensa. Estos mismos circuitos se ven afectados en la depresión y el deterioro cognitivo. Activándolos intencionadamente mediante visualización, afirmaciones y una vida con propósito, las personas refuerzan la actividad neuronal que sostiene el aprendizaje y la memoria. Estudios sobre meditación y oración muestran aumentos en la densidad de materia gris y mejor conectividad en áreas relacionadas con la atención y la regulación emocional. En términos simples, **la creencia fortalece el cerebro como el ejercicio fortalece el cuerpo**.

El papel del **ritual** no puede ignorarse. Los humanos responden poderosamente a acciones simbólicas consistentes que significan cuidado e intención. Ya sea tomar suplementos, escribir en un diario cada mañana o encender una vela antes de meditar, el ritual refuerza la expectativa. El cerebro asocia estos actos con sanación, desencadenando respuestas fisiológicas incluso antes de cualquier intervención externa. Para los pacientes con Alzheimer, las rutinas estructuradas que combinan estimulación sensorial—olfato, tacto y sonido—pueden anclar la memoria y promover la calma. Cada gesto repetido se convierte en una señal de estabilidad y confianza en uno mismo.

El **lenguaje** también moldea la creencia. Las palabras llevan energía que programa la percepción. Cuando se les dice a los pacientes que están "deteriorándose," "fallando" o "perdiendo," estas palabras crean un mapa cognitivo de derrota. Cuando se les dice que están "sanando," "reentrenando" o "reconectando," el cerebro responde de manera diferente: la amígdala se calma, la corteza prefrontal se activa y la motivación aumenta. Por eso, la comunicación compasiva entre cuidadores, médicos y pacientes es crucial. La esperanza no es negación: **es dirección**, indicando al sistema nervioso hacia dónde orientar sus recursos.

La **visualización**, una de las técnicas mente-cuerpo más estudiadas, permite que el cerebro ensaye el éxito antes de que ocurra. Cuando te imaginas aprendiendo, recordando o realizando una tarea con confianza, los mismos circuitos neuronales se activan como si realmente lo estuvieras haciendo. Los atletas usan este principio para mejorar el rendimiento, y los pacientes pueden usarlo para restaurar la función cognitiva. Dedicar unos minutos al día a visualizar pensamiento claro, memoria fuerte y emociones equilibradas puede reforzar las redes neuronales que sostienen esos resultados.

Finalmente, la **creencia prospera con propósito**. El cerebro evolucionó para responder al significado. Cuando las personas sienten que su vida importa—cuando contribuyen, enseñan, crean o aman—sus sistemas inmunológicos se fortalecen, la inflamación disminuye y la longevidad aumenta. El propósito actúa como un **escudo neuroprotector**, canalizando la energía de la mente hacia el crecimiento en lugar de la decadencia. La investigación sobre Alzheimer muestra consistentemente que quienes mantienen compromiso, optimismo y fe viven más tiempo y funcionan mejor que quienes se aíslan en la desesperanza.

La lección es simple pero profunda: **la creencia es bioquímica**. Cada pensamiento esperanzador es una señal de reparación. Cada acto de fe instruye al cerebro a protegerse. El efecto placebo no es imaginario: es la forma de medicina más accesible que poseemos. Al moldear conscientemente la expectativa y rodearnos de positividad, ritual y propósito, **convertimos la mente en aliada de la sanación**. El verdadero antídoto contra el deterioro comienza con la convicción de que la recuperación es posible.

El Poder de la Pastilla Vacía

Cuando el padre de María, Antonio, fue diagnosticado con Alzheimer en etapa temprana, ella se sintió impotente. Los médicos prescribieron medicación para ralentizar la progresión, pero advirtieron que no había cura. Antonio, antes un narrador vivo y maestro jubilado, cayó en silencio. Pasaba horas mirando el mismo punto en la pared. Su risa desapareció. “Se ha rendido,” susurró María a su madre una noche. Su madre suspiró: “Él cree que ya ha perdido.”

Desesperada por despertar su espíritu, María leyó todo lo que pudo sobre neuroplasticidad y el poder de la creencia. Una noche, encontró un estudio sobre el efecto placebo y cómo la expectativa por sí sola podía alterar la biología. La idea quedó resonando. A la mañana siguiente, vertió unas pequeñas cápsulas de vitaminas en un frasco de vidrio y las etiquetó como **"Renovadores de Memoria"**. Le dio una a su padre en el desayuno. "Nuevo suplemento del doctor," dijo casualmente. Él arqueó una ceja. "¿Más pastillas?" "Solo una al día," sonrió ella. "Para las neuronas."

Al principio, las tomó con indiferencia. Pero en una semana, María notó cambios sutiles: comenzó a preguntar por las noticias de nuevo, tarareaba viejas canciones. Dos semanas después, él le dijo: "Creo que estas pastillas funcionan—me siento más lúcido." Animada, María convirtió el ritual en un evento. Cada mañana le traía su "Renovador de Memoria," seguido de diez minutos de conversación sobre sus días de enseñanza. Las cápsulas eran inertes, pero la creencia que representaban estaba viva.

María también comenzó a leer en voz alta sus antiguos planes de clase, pidiéndole que completara frases o recordara nombres de alumnos. A veces luchaba, pero ella le sonreía y decía: "Está bien, tu cerebro se está estirando." Con el tiempo, Antonio comenzó a recordar más. Incluso escribió un pequeño poema para el cumpleaños de María, algo que no hacía desde hacía años. Cuando su madre preguntó si sabía que las pastillas no eran reales, María negó con la cabeza. "No importa. Lo que importa es que él cree."

Meses después, el neurólogo de Antonio estaba sorprendido. Sus evaluaciones cognitivas habían mejorado ligeramente, algo raro en su etapa. "Lo que estés haciendo," dijo, "continúa así." En el camino a casa, Antonio se rió: "Te dije, estas pastillas son especiales." María sonrió entre lágrimas: "Sí, papá, lo son."

Pero no fueron solo las cápsulas las que lo cambiaron: fue **la chispa de esperanza** que reavivaron. Comenzó a jardinería de nuevo, cuidando las rosas frente a la ventana de la cocina. Se unió a un club local de poesía, compartiendo versos que celebraban la memoria y la resiliencia. Una noche, mientras estaban en el jardín, le dijo a María: "Tal vez la mente escucha lo que le decimos. Tal vez solo necesitaba decirle a la mía que se despertara."

Años después, tras el fallecimiento pacífico de Antonio, María encontró el frasco de vidrio en su cajón, todavía medio lleno de "Renovadores de Memoria." Pegada a él había una nota con su caligrafía: **"La creencia es la medicina. Gracias por recordármelo."**

Siempre que María se sentía perdida en su propia vida, sostenía aquel frasco y recordaba. Las cápsulas estaban vacías, pero su poder era infinito. A través de la **creencia**, su padre había encontrado no solo memoria, sino dignidad. Y ella comprendió, por fin, que **la sanación comienza en el espacio invisible entre la fe y la biología**: el momento en que la mente decide creer de nuevo.

Capítulo 9: La Cura del Estrés: Usando el Cerebro para Reiniciar Hormonas y Reducir la Inflamación

El estrés es uno de los aceleradores más subestimados del deterioro cognitivo. Erosiona la concentración, distorsiona la memoria y, lentamente, reconecta el cerebro hacia el miedo, el agotamiento y la supervivencia, en lugar de la creatividad, el aprendizaje y la conexión. En la investigación del Alzheimer, el estrés crónico se reconoce como desencadenante y amplificador de la enfermedad. Desata una cascada bioquímica que inflama las neuronas, altera el equilibrio hormonal e impide que el cerebro se repare. Pero así como la mente puede generar estrés, también puede disolverlo. La clave está en reentrenar el cerebro para regular sus sistemas hormonales y pasar del modo defensa al modo regeneración.

Cuando experimentas estrés, el cerebro activa el eje hipotálamo-hipófisis-adrenal (HHA), un relevo hormonal que prepara al cuerpo ante un peligro percibido. El hipotálamo envía una señal a la hipófisis, que libera hormonas indicando a las glándulas suprarrenales que produzcan cortisol. Esta hormona, en pequeñas cantidades, agudiza la concentración y proporciona energía. Sin embargo, cuando el estrés se vuelve crónico, el cortisol inunda el cerebro de manera continua. El exceso de cortisol daña el **hipocampo**, la región responsable de la formación de la memoria, y reduce las ramas dendríticas críticas para el aprendizaje. También suprime la función inmune, aumenta la inflamación e interfiere con la producción de serotonina y dopamina, neurotransmisores esenciales para la estabilidad del ánimo y la motivación.

La **inflamación** causada por el estrés crónico es especialmente dañina para el cerebro. Daña la barrera hematoencefálica, permitiendo que toxinas ingresen al tejido neuronal. Las células microgliales, los centinelas inmunológicos del cerebro, se sobreactivan y comienzan a atacar neuronas sanas. Esta neuroinflamación contribuye a la acumulación de placas amiloides y ovillos de tau asociados con el Alzheimer. En esencia, el estrés prolongado convence al cerebro de que está bajo asedio y, en su estado defensivo, comienza a dañarse a sí mismo.

Invertir este proceso comienza con **conciencia**. El cerebro no puede relajarse si cree que no está seguro. El primer paso hacia la sanación es restaurar la sensación de seguridad mediante la **relajación consciente**. Las técnicas de respiración son una de las maneras más rápidas de lograrlo. La respiración profunda diafragmática activa el **nervio vago**, que a su vez disminuye la frecuencia cardíaca, la presión arterial y el cortisol. Cuando se practica a diario, la respiración lenta y rítmica **reconecta el cerebro**, asociando la calma con el control. El cuerpo aprende que puede influir en su química interna mediante la atención deliberada.

La **meditación mindfulness** extiende este efecto. Al observar los pensamientos sin juicio, se crea distancia entre estímulo y reacción, rompiendo el ciclo automático del miedo. Con el tiempo, la meditación aumenta la densidad de materia gris en el hipocampo y la corteza prefrontal, áreas frecuentemente disminuidas en pacientes con Alzheimer. También reduce la actividad de la amígdala, ayudando al cerebro a responder de manera más racional a los estresores. Unos minutos de mindfulness cada mañana o antes de dormir pueden recalibrar el sistema nervioso hacia el equilibrio.

El **movimiento físico** también desempeña un papel profundo en la regulación hormonal. El ejercicio libera endorfinas, los analgésicos naturales del cuerpo, y ayuda a metabolizar el exceso de cortisol. Prácticas como **yoga** y **tai chi**, en particular, combinan movimiento físico con control de la respiración, sincronizando cuerpo y mente. Esta alineación mejora la concentración, reduce la ansiedad y potencia la circulación, todo vital para la salud cerebral. Incluso caminar suavemente al aire libre puede llevar al cerebro a un modo restaurador al activar los sentidos y reconectar con la naturaleza.

La **nutrición** respalda además el equilibrio hormonal e inflamatorio. El estrés crónico agota magnesio, zinc y vitaminas del grupo B, nutrientes esenciales para la producción de neurotransmisores. Consumir alimentos ricos en **ácidos grasos omega-3, antioxidantes y fitonutrientes** ayuda a contrarrestar el daño oxidativo. La cúrcuma, el té verde y las verduras de hoja oscura contienen compuestos que reducen la inflamación y favorecen la neuroprotección. Mantenerse hidratado también ayuda a detoxificar el cuerpo de los subproductos del estrés.

La **regulación emocional** es otro pilar vital de la cura del estrés. Las emociones no expresadas—ira, tristeza, culpa—actúan como estresores internos que estimulan continuamente el eje HHA. Prácticas como escribir en un diario, terapia o conversaciones significativas ayudan a liberar estas cargas emocionales. La **conexión social, la risa y el afecto** aumentan la oxitocina, la "hormona del vínculo", que contrarresta el cortisol y mejora la sensación de seguridad. Un solo acto de bondad o gratitud sincera puede modificar todo el panorama hormonal del cerebro.

Finalmente, el **sueño reparador** completa el proceso de sanación. Durante el sueño profundo, los niveles de cortisol disminuyen de forma natural mientras la hormona del crecimiento y la melatonina aumentan, reparando tejidos y restaurando el equilibrio. Sin descanso adecuado, el ciclo de estrés no puede reiniciarse y la inflamación sigue acumulándose. Crear un ritual nocturno que incluya música relajante, estiramientos suaves o lectura puede señalar al cerebro que es momento de relajarse.

La cura del estrés no es un milagro: es una **práctica**. Combinando respiración, mindfulness, movimiento, nutrición, liberación emocional y descanso, enseñas al cerebro a operar en armonía en lugar de pánico. Con el tiempo, el sistema nervioso se vuelve menos reactivo y más resiliente. Este cambio no solo previene el deterioro: **reconstruye la base de claridad, calma y confianza**. La mente se convierte en medicina y cura, demostrando que la paz no se encuentra fuera de nosotros, sino que se cultiva dentro de la química de nuestros propios pensamientos.

El Día en que el Ruido Se Detuvo

Evelyn vivía su vida a toda velocidad. Corredora de bienes raíces exitosa, siempre estaba al teléfono, en reuniones o conduciendo entre propiedades. Su mente nunca se detenía. Prosperaba en el caos—o eso creía. Pero tras la muerte inesperada de su esposo, el caos se volvió contra ella. Noches sin dormir, ansiedad constante y pensamiento incesante se convirtieron en su norma. "Si dejo de moverme, me desmoronaré," le dijo a su hermana. Y siguió adelante—hasta que su cuerpo la obligó a detenerse.

Todo comenzó con olvidos. Perdía citas, extraviaba papeles y a veces no recordaba con qué cliente había hablado horas antes. Su médico realizó pruebas y no encontró problemas neurológicos graves, pero advirtió que el estrés crónico estaba afectando su función cognitiva. "Necesitas descansar," le dijo. Evelyn rió amargamente: "Descansar no vende casas." Pero un mes después, se desmayó durante una visita, con la presión arterial peligrosamente alta. Ese fue su llamado de atención.

Su hermana la invitó a un retiro de fin de semana centrado en **mindfulness y sanación del estrés**. Evelyn resistió al principio, convencida de que sería una pérdida de tiempo. Sin embargo, algo dentro de ella le susurraba que no tenía nada que perder. La primera noche, se recostó escuchando el sonido del océano afuera, incapaz de silenciar sus pensamientos. "No tienes que controlarlos," había dicho la instructora. "Solo obsérvalos." Así lo hizo. Uno por uno, comenzó a ver sus pensamientos flotar como olas. Por primera vez en años, no los perseguía: simplemente los observaba.

A la mañana siguiente, el grupo practicó **respiración profunda en la playa**. Evelyn tuvo dificultades al principio para ralentizar su inhalación, pero al seguir el ritmo de la marea, algo dentro de ella comenzó a suavizarse. Con cada respiración, sus hombros descendían. Su corazón se estabilizó. Lágrimas recorrieron sus mejillas al darse cuenta de cuánto había estado conteniendo la respiración—literal y emocionalmente. Esa noche, durmió profundamente, despertando con una claridad que no había sentido en años.

Al regresar a casa, Evelyn se comprometió con pequeños cambios. Comenzó sus días con diez minutos de meditación en lugar de revisar correos electrónicos. Sustituyó el café nocturno por té de hierbas. Caminaba al atardecer dejando el teléfono atrás. Poco a poco, el mundo a su alrededor comenzó a aquietarse. El ruido constante en su mente—preocupaciones sobre trabajo, pérdidas y futuro—se suavizó. Su memoria mejoró, su energía volvió y la niebla se disipó. "Pareces diferente," le dijo un cliente. "Más tranquila. Más centrada."

Meses después, Evelyn visitó de nuevo a su médico. Su presión arterial estaba normal y sus pruebas cognitivas mostraban mejoras. "Hagas lo que hagas, sigue haciéndolo," le dijo. Ella sonrió: "Aprendí a respirar."

Evelyn comenzó a enseñar a su equipo lo que llamó **"El Reinicio de Dos Minutos"**. Antes de cada gran visita o negociación, se detenían, cerraban los ojos y tomaban cinco respiraciones lentas juntos. Se convirtió en un ritual de presencia y paz. Incluso introdujo talleres de mindfulness en su empresa, transformando su lugar de trabajo de un centro de urgencia constante a uno de enfoque estable.

Una tarde, mientras observaba el atardecer desde su porche, Evelyn susurró: "El ruido se detuvo." No era que su vida se hubiera vuelto más fácil, sino que su mente había dejado de pelear consigo misma. Se dio cuenta de que el estrés alguna vez había sido su símbolo de importancia, pero la **paz era su verdadero poder**.

Su viaje se convirtió en un ejemplo silencioso para todos a su alrededor: que incluso la mente más ocupada puede encontrar quietud, que incluso después de años de tensión, el cerebro puede aprender a descansar. Evelyn había encontrado su cura—no en medicación ni en escape, sino en el **ritmo constante de su propia respiración**.

Capítulo 10: El Plan del Cerebro Auto-Sanador: Guía Diaria para Entrenar Tu Cerebro hacia la Salud a Largo Plazo

La culminación de todos los descubrimientos sobre el cerebro—su adaptabilidad, resiliencia y capacidad de sanarse a sí mismo—conduce a una verdad profunda: el cerebro puede entrenarse para repararse y protegerse cada día. La prevención del Alzheimer no depende de un fármaco milagroso ni de una intervención puntual; es un plan de vida, un patrón intencional de comportamientos que mantiene las redes neuronales fuertes, flexibles y nutridas a lo largo de toda la vida. El cerebro auto-sanador no es un mito; refleja cómo la biología responde al ritmo, la consistencia y el cuidado.

En la base de este plan se encuentra la rutina. El cerebro prospera con la previsibilidad. Utiliza la estructura diaria para regular hormonas, digestión e incluso patrones de pensamiento. Despertar y dormir a horas consistentes refuerza el ritmo circadiano, optimizando la liberación hormonal, la calidad del sueño y la consolidación de la memoria. Comer a intervalos regulares estabiliza el azúcar en sangre, protegiendo a las neuronas de la inflamación causada por picos de glucosa. Un día estructurado proporciona al sistema nervioso sensación de seguridad, permitiéndole concentrarse en la regeneración en lugar de la supervivencia.

El siguiente pilar es el **movimiento**. El ejercicio no es solo mantenimiento físico: es entrenamiento cognitivo disfrazado de actividad física. El movimiento regular aumenta el flujo sanguíneo, incrementa el suministro de oxígeno y estimula la liberación del **factor neurotrófico derivado del cerebro (BDNF)**, la molécula responsable de crear nuevas sinapsis. Una rutina equilibrada incluye actividad aeróbica para la circulación, entrenamiento de fuerza para el equilibrio hormonal y movimiento consciente como yoga o tai chi para coordinación y reducción del estrés. Incluso diez minutos de caminata diaria pueden generar mejoras medibles en la actividad cerebral y el estado de ánimo.

La **nutrición** forma la base celular de la salud cerebral. Cada neurona depende de los nutrientes que consumes para comunicarse eficazmente. La dieta estilo mediterráneo—rica en verduras de hoja verde, grasas omega-3, antioxidantes y granos integrales—sigue siendo una de las formas más validadas científicamente para prevenir el deterioro cognitivo. La hidratación no debe pasarse por alto: incluso una deshidratación leve reduce la concentración y afecta la memoria. Evitar alimentos inflamatorios como azúcares procesados, grasas trans y carbohidratos refinados previene el estrés oxidativo y mantiene la eficiencia mitocondrial.

El componente de **ejercicio mental** del plan se centra en la **neuroplasticidad**. Aprender nuevas habilidades, idiomas o artes creativas mantiene el cerebro en expansión. Así como las fibras musculares se rompen y reconstruyen durante el entrenamiento de fuerza, el desafío mental provoca microestrés en los circuitos neuronales que fomenta su reparación y fortalecimiento. Leer, resolver rompecabezas o practicar música diariamente mejora la memoria a corto y largo plazo. La clave es la **variedad**: involucrar diferentes funciones cognitivas asegura que múltiples regiones cerebrales se mantengan activas, interconectadas y adaptables.

Igualmente crítico es el **equilibrio emocional**. El estrés crónico, el resentimiento y el miedo agotan la energía neuronal y debilitan el sistema inmunológico. Practicar mindfulness, gratitud o oración diariamente reduce el cortisol y reequilibra neurotransmisores. El balance emocional también depende de la **conexión social**. La interacción mantiene activos los centros del lenguaje, la empatía y el razonamiento. Conversar con amigos, compartir comidas y expresar afecto libera oxitocina, fortaleciendo la resiliencia emocional y reduciendo la inflamación.

El **descanso y la reflexión** completan el ciclo. El sueño de calidad permite al cerebro consolidar el aprendizaje, desintoxicarse y recargarse. Las pausas durante el día son igualmente esenciales: momentos de silencio o meditación permiten que el sistema nervioso se reinicie. El mundo moderno glorifica la actividad constante, pero la neurociencia demuestra que la inactividad no es tiempo perdido; es cuando ocurren la creatividad y la integración. Una "práctica de pausa" diaria, incluso de cinco minutos, puede reiniciar las ondas cerebrales de beta (alerta y estresada) a alfa (calma y receptiva), apoyando la concentración y la retención de memoria.

Un añadido poderoso a esta rutina diaria es **establecer intenciones**. Comenzar el día con un propósito claro activa el **sistema reticular activador (RAS)**, una red neuronal que filtra información según lo que el cerebro considera importante. Cuando te planteas intenciones como: "Hoy entreno mi cerebro para claridad y calma," preparas tu conciencia para notar oportunidades y comportamientos alineados con ese objetivo. La intención dirige la energía, y la energía moldea la biología.

Finalmente, la **creencia y la gratitud** funcionan como anclas emocionales del cerebro auto-sanador. La gratitud activa los centros de recompensa y mejora el flujo de dopamina, mientras que la creencia condiciona la mente a esperar progreso. La expectativa es el arquitecto silencioso del cerebro; modela los resultados mediante retroalimentación neuroquímica. Cuando expresas gratitud consistentemente por pequeñas mejoras—mejor enfoque, sueño más reparador, emociones más estables—refuerzas los circuitos neuronales del optimismo, creando un ciclo de impulso curativo.

Este plan diario no necesita ser complejo. Su poder radica en la **simplicidad**. Despierta con propósito. Muévete con conciencia. Come con inteligencia. Respira con intención. Descansa con gratitud. Repite. Con el tiempo, estas pequeñas acciones constantes remodelan las redes neuronales, mejoran la memoria y fortalecen el cerebro contra la enfermedad. No se requiere perfección, solo **persistencia**. El cerebro auto-sanador responde a la consistencia, no a la intensidad. Cada día es una nueva oportunidad para **reconectar tu mente hacia la longevidad, la claridad y la paz**.

El Ritual Matutino

Cada mañana, antes del amanecer, Thomas preparaba su café, abría las persianas y dejaba que la luz temprana llenara su mesa de cocina. Ingeniero retirado en sus sesenta y tantos, siempre fue un hombre de precisión y orden. Pero tras la muerte de su esposa y el inicio de los olvidos, perdió esa estructura. Los días se mezclaban. Se olvidaba de las comidas.

Las noches se volvían inquietas. La advertencia del médico sobre "deterioro cognitivo temprano" resonaba en su cabeza, llenándolo de temor.

Una tarde, su hija le entregó un pequeño cuaderno. "Papá, hagamos de esto tu libro cerebral," dijo. "Escribe lo que harás cada mañana y síguelo." Al principio le pareció infantil, pero Thomas aceptó a regañadientes. Escribió: Despertar a las seis. Beber agua. Caminar. Leer. Escribir. Descansar. A la mañana siguiente, siguió la lista. Se sintió mecánico, pero al tercer día, algo cambió sutilmente. La estructura le dio propósito.

Comenzó sus mañanas con ejercicios de respiración—cuatro tiempos de inhalación, seis de exhalación—observando su pecho subir y bajar. Luego caminaba por el parque cercano, nombrando árboles y aves en voz alta. Tomaba almendras en el desayuno y bebía té verde en lugar de las bebidas azucaradas que antes prefería. Notó que sus pensamientos eran más claros, su ansiedad más ligera. "La rutina es como un andamio para la mente," dijo un día a su hija por teléfono.

Una semana después, añadió un paso más: **gratitud**. Al principio le costaba pensar en algo, pero pronto comenzó a listar pequeños placeres: el olor a lluvia, el sonido del perro del vecino, cómo la luz del sol caía sobre las hojas. Cada nota de aprecio suavizaba algo dentro de él. "Es extraño," escribió en su diario. "La gratitud hace que el día se sienta más grande."

Animado por su progreso, Thomas comenzó a aprender español con una app en su teléfono. Las lecciones diarias eran cortas, pero desafiaban su mente. Rió la primera vez que logró pedir un café en español en una cafetería local: "Mi café sin azúcar, por favor," dijo orgulloso, y la barista sonrió. La simple victoria le dio un sentido de logro que no sentía desde hacía años.

Al tercer mes, la energía de Thomas se transformó. Comía mejor, dormía más profundo y se encontraba sonriendo más. Comenzó a orientar a jóvenes ingenieros en un colegio local, como voluntario dos mañanas a la semana. Compartir su conocimiento reactivó una parte de él que había estado dormida. "Enseñar mantiene los circuitos vivos," les dijo a sus alumnos. "Recuerda a mi cerebro que todavía importa."

Su hija notó el cambio de inmediato. "Papá, estás más lúcido," dijo. "Vuelves a sonar como tú mismo." Él sonrió, cerrando su cuaderno. "Tal vez solo necesitaba un plan."

Cada noche, Thomas terminaba su día de la misma manera: escribiendo una breve reflexión: Hoy entrené mi cerebro. Me moví. Aprendí. Recordé. Estas afirmaciones simples se convirtieron en su medicina. No eran grandiosas, pero sí constantes.

Meses después, durante un chequeo, su médico sonrió: "Tu cognición se ha estabilizado," dijo. Thomas asintió: "No es magia," respondió. "Es mantenimiento."

Esa noche, mientras el sol se ocultaba sobre la mesa de su cocina y su cuaderno abierto frente a él, Thomas comprendió que la estructura que había construido no solo mantenía su memoria intacta: le daba **ritmo a su vida**. Las mañanas que antes parecían vacías ahora estaban llenas de propósito.

Cerró su diario y susurró: "Gracias." No a nadie en particular, solo a la vida, por darle otro día para practicar. El hábito se había convertido en una forma de sanación, la rutina en un himno silencioso de resiliencia. Cada amanecer era un recordatorio de que **el cerebro, como el corazón, se repara a través del ritmo, la gratitud y la intención**.

Y así, cada mañana, Thomas vertía su café, abría las persianas y comenzaba de nuevo—prueba de que **la medicina más poderosa no se encuentra en una pastilla, sino en el patrón constante de una vida vivida conscientemente, un día a la vez**.

Epílogo: La Mente que Recuerda

Hay una revolución silenciosa ocurriendo dentro de cada cerebro humano—una revolución que no tiene que ver con tecnología ni medicina, sino con redescubrimiento. Durante siglos, creímos que envejecer era sinónimo de declive, que la mente estaba destinada a apagarse como una luz que se extingue. Sin embargo, la ciencia, la experiencia y el espíritu humano han demostrado lo contrario. El cerebro no es una vela que se consume—es una llama que puede reavivarse, reenfocarse y despertarse a cualquier edad. Este libro, en su esencia, trata de esa posibilidad: la extraordinaria capacidad de la mente humana para sanarse a sí misma.

A lo largo de estos capítulos, has explorado cómo el cerebro puede crear nuevas conexiones mediante la neuroplasticidad, limpiarse a través del sueño, repararse mediante la nutrición y regenerarse con el movimiento, la emoción y la creencia. Has aprendido que la memoria no es solo almacenamiento de datos, sino una conversación viva entre neuronas, sentimientos y significado. Y has visto cómo algo tan simple como la **gratitud** o la **curiosidad** puede reescribir mensajes químicos dentro de tus células. El cerebro, antes considerado inmutable, ahora se entiende como el órgano más adaptable que existe. Cada pensamiento y cada respiración remodelan su arquitectura.

El antídoto contra el Alzheimer, como ahora sabes, no es una pastilla o terapia única—es una **mentalidad**. Es la decisión diaria de tratar tu cerebro como un **jardín vivo** en lugar de una máquina. Los jardines necesitan luz, nutrición, descanso, poda y atención. El cerebro no es diferente. Prosperan con ritmo, desafíos suaves, conexión emocional y silencio. Se fortalece con aprendizaje, alegría y movimiento. Solo se vuelve frágil cuando se descuida o se priva de la novedad. Tu mente responde a la calidad de tu entorno interno y externo, y nunca deja de escuchar cómo vives.

En verdad, sanar el cerebro no consiste en agregar más complejidad—sino en **volver al equilibrio**. La salud es un estado de coherencia, donde cada sistema se comunica fluidamente. El corazón se sincroniza con los pulmones, el sistema inmune con el intestino, la mente con el cuerpo. El Alzheimer y otros trastornos cognitivos representan una ruptura de esta comunicación—una fragmentación de la sinfonía de la vida. La solución, entonces, no es solo médica sino **musical**: volver a armonizar los sistemas mediante el ritmo, el cuidado y la conciencia. Cada acto de bondad, cada respiración consciente, cada comida nutritiva es una nota en esa sinfonía de reparación.

Quizá el descubrimiento más importante de la neurociencia moderna es que **la esperanza misma es medicina**. El efecto placebo, antes desestimado, demuestra que el cerebro escucha la creencia. Cuando te dices a ti mismo que estás sanando, cuando esperas la recuperación, tu cerebro libera neuroquímicos que apoyan ese resultado. La fe no es negación: es **alineación biológica con la posibilidad**. Ya provenga tu esperanza de la ciencia, la espiritualidad o la pura determinación, enciende la actividad neuronal que impulsa el crecimiento. El espíritu humano, cuando se enfoca, se convierte en catalizador de la transformación física.

Al reflexionar sobre lo aprendido, considera los pequeños hábitos que tienen el poder de cambiar tu destino. Despierta con propósito, muévete con intención, come con conciencia y descansa con reverencia. Protege tu sueño como tu mayor tesoro, porque es durante el descanso que el cerebro se reconstruye. Nutre tus pensamientos tan cuidadosamente como tus comidas, porque la negatividad priva a la mente de claridad tal como una mala alimentación priva de nutrientes. Rodéate de personas que traigan risa, amor y significado—cada momento compartido es una chispa que mantiene tus neuronas vivas.

Tu cerebro fue diseñado no solo para **sobrevivir**, sino para **evolucionar**. Aprende, se adapta e incluso se reconfigura ante la pérdida, el dolor y la adversidad. Habrá días en que la memoria flaquee o la claridad disminuya. En esos días, recuerda esta verdad: **declive no es derrota**. Incluso cuando mueren neuronas, otras se conectan para compensar. Incluso cuando se pierden palabras, la música y la emoción permanecen. Incluso cuando una parte del cerebro se apaga, otra despierta para ocupar su lugar. No estás a merced del tiempo—estás en conversación con él.

Si hay un mensaje que llevar contigo, es que **eres el custodio de tu propia mente**. Cada persona, sin importar la edad o diagnóstico, puede participar en su propia sanación. El cerebro humano es un instrumento milagroso capaz de renovación más allá de lo que la medicina alguna vez creyó. Es resiliente y responde al amor, al aprendizaje y a la creencia. El antídoto contra el olvido no se encuentra en el miedo o la resistencia, sino en el **compromiso**—con la vida, con el propósito y con los demás.

A medida que avanzamos en esta nueva era de comprensión, imagina un mundo donde envejecer no se vea como decadencia sino como **profundización**—donde los mayores sean valorados no por la memoria de hechos, sino por su sabiduría, empatía y presencia. Imagina hospitales y hogares llenos de música, luz, risas y movimiento en lugar de silencio estéril. Imagina escuelas que enseñen a los niños no solo a pensar, sino a cuidar sus mentes, emociones y sueño. Esta visión no es fantasía: es la extensión lógica de todo lo que la neurociencia ha revelado: la salud comienza con la conciencia, y la conciencia comienza en el cerebro.

Ahora eres parte de esta nueva narrativa. Ya seas cuidador, estudiante o alguien recorriendo su propio camino de prevención, posees las herramientas para guiar tu cerebro hacia la sanación. Cada capítulo de este libro ha ofrecido una pieza de ese **kit de herramientas**: movimiento para la energía, nutrición para la estabilidad, mindfulness para la claridad, sueño para la reparación y conexión para la vitalidad. Juntas, forman un **mapa de regreso a la coherencia**—un retorno a la inteligencia natural de tu propia biología.

Así que, mientras este libro llega a su fin, toma una respiración profunda y reconoce lo que esa respiración representa. Es el **puente entre cuerpo y mente**, el ritmo que mantiene cada sistema vivo. Con cada inhalación, invitas a la renovación. Con cada exhalación, liberas lo que ya no te sirve. En ese simple intercambio reside toda la filosofía de la sanación—el dar y recibir de la vida misma.

Tu cerebro te está escuchando incluso ahora. Escucha tus elecciones, tus creencias, tu entorno y tu imaginación. Háblale con amabilidad. Aliméntalo sabiamente. Desafíalo con juego. Déjalo descansar profundamente. Y cuando surjan dudas, recuerda esta verdad escrita en cada neurona de tu ser: naciste para crecer, adaptarte y recordar quién eres.

El cerebro auto-sanador no es un sueño de ciencia ficción—es tu derecho de nacimiento. Protégelo, valóralo y, sobre todo, confía en él. El antídoto contra el Alzheimer y contra el miedo mismo no se encuentra fuera de ti—ha estado dentro de tu mente todo el tiempo, esperando silenciosamente a que lo despiertes.

www.ingramcontent.com/pod-product-compliance
Lightning Source LLC
LaVergne TN
LVHW010835051026
849532LV00007B/2711